緩和ケアにおける
悩ましい感情のひも解き方

Difficult Patient

Sadness　Loneliness　Anger

著

蓮尾英明
関西医科大学心療内科学講座 教授

松岡弘道
国立がん研究センター中央病院 精神腫瘍科長／支持・緩和医療開発部門長

松田能宣
国立病院機構 近畿中央呼吸器センター心療内科 医長

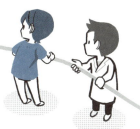

MEDICAL VIEW

本書では，厳密な指示・副作用・投薬スケジュール等について記載されていますが，これらは変更される可能性があります。本書で言及されている薬品については，製品に添付されている製造者による情報を十分にご参照ください。

Unraveling the complex emotions of difficult patients in palliative care
(ISBN 978-4-7583-2243-0 C3047)

Authors：HASUO Hideaki
　　　　　MATSUOKA Hiromichi
　　　　　MATSUDA Yoshinobu

2025.3.10 1st ed

©MEDICAL VIEW, 2025
Printed and Bound in Japan

Medical View Co., Ltd.
2-30 Ichigaya-hommuracho, Shinjuku-ku, Tokyo 162-0845, Japan
E-mail ed@medicalview.co.jp

序

　「この患者さんの対応が難しくて……」と，多くの医療者から相談を受けることがあります。こうした悩みを共有してくださる医療者の方々は，患者に真摯に向き合われており，共感疲労や代理トラウマで悩まれていることもあります。本書は，そうした悩みや葛藤を丁寧にひも解き，少しでも解決の糸口を提供したいという思いから生まれました。

　本書では，対応が難しい患者さんを「Difficult patient」と表現しましたが，それは決して「問題患者」という意味ではありません。むしろ，「医療者にとって」対応が難しいと感じる患者さんを指しています。緩和ケアの現場では，患者さんは怒り，悲しみ，寂しさといった複雑な感情に苦しんでいます。しかし，私たちがその苦悩を真に理解することは，しばしば困難です。さらに，その感情が多様な形で表出されるため，私たちは患者さんを理解できず，時に距離をおきたくなることさえあります。

　人間には，自分が理解できないものを無意識に排除したり，否定しようとする傾向があります。医療者であってもこの例外ではなく，その結果，difficult patientというレッテルを貼ってしまうことがあります。しかし，それは避けなければなりません。医療者が理解を深めることで，患者さんの背後にある孤独や不安といった感情が次第に見えてきます。そして，私たちがその理解をもって接すれば，患者さんとの関わり方が変わり，彼らの苦悩もまた軽減される可能性があります。このことは，私たち3人が恩師から教えていただいた言葉「病気を診るには人を診ることが必要，人を知るには自分を知ることが必要」に集約されると思います。

さらに，この姿勢は緩和ケアの現場だけに限った話ではありません。多くの人が，医療の現場，地域や社会のなかで援助を求めています。私たちは，専門性にかかわらず，目の前の人を気にかけて，その場でできる援助を提供することができるのです。印象的だったのは，ある終末期の患者さんがこう語ってくださった言葉です。「医療者に気にかけてもらえること，そんな些細な関わりが，何よりも生きる希望になるんだ」と。私たちが精神や心理の専門家でなくても，人として真摯に向き合う覚悟があれば，患者さんとの関係は大きく変わるのです。本書が，読者の皆様にとってdifficult patientへの理解を深め，患者さんと向き合うための指針となることを心より願っています。

　最後に，企画段階より粘り強く支えてくださいましたメジカルビュー社編集部の小澤祥子様，加賀智子様に，心より感謝申し上げます。

2025年1月

著者代表　蓮尾 英明

Authors

蓮尾　英明

関西医科大学 心療内科学講座 教授

2003 年 関西医科大学 卒業，関西医科大学心療内科にて研修
2013 年 国立がん研究センター東病院 緩和医療科医員を経て，2015 年より関西医科大学心療内科学講座助教，2019 年より講師，2022 年より教授
資格：医学博士，日本内科学会認定内科医・総合内科専門医・内科指導医，日本心身医学会・日本心療内科学会合同心療内科専門医・指導医，日本緩和医療学会緩和医療専門医・指導医，日本サイコオンコロジー学会認定登録精神腫瘍医，日本消化器病学会消化器病専門医，日本がん治療認定医機構がん治療認定医

松岡　弘道

国立がん研究センター中央病院 精神腫瘍科長/支持・緩和医療開発部門長

2002 年 奈良県立医科大学 卒業，関西医科大学心療内科にて研修
2012 年 近畿大学大学院医学研究科修了。同大学医学部腫瘍内科等を経て，2017 年より豪州テクノロジー・シドニー大学客員教授。2019 年近畿大学医学部心療内科准教授，2020 年国立がん研究センター中央病院精神腫瘍科長，2024 年より支持・緩和医療開発部門長を兼任
資格：医学博士，日本内科学会認定内科医・総合内科専門医・内科指導医，日本心身医学会・日本心療内科学会合同心療内科専門医・指導医，日本緩和医療学会緩和医療専門医・指導医，日本サイコオンコロジー学会認定登録精神腫瘍医，日本臨床腫瘍学会がん薬物療法専門医，日本麻酔科学会麻酔科認定医

松田　能宣

国立病院機構 近畿中央呼吸器センター心療内科 医長

2002 年 徳島大学 卒業，関西医科大学心療内科にて研修
2007 年より国立病院機構 近畿中央胸部疾患センター（2018年より国立病院機構 近畿中央呼吸器センターに改名）心療内科，2015 年より心療内科医長
資格：医学博士，日本内科学会認定内科医・総合内科専門医，日本心身医学会・日本心療内科学会合同心療内科専門医，日本緩和医療学会緩和医療専門医・指導医，日本サイコオンコロジー学会認定登録精神腫瘍医，日本呼吸器学会呼吸器専門医

Contents

1章 総論

Difficult patient との向き合い方 ········ 2

2章 混乱が表出している患者さん

何がなんだかわからない ········ 8

明らかな肩こりや疲労感があるのに，診断に納得せず，無理な生活をする患者さん

🔍 失体感症（アレキシソミア），身体化

Topics 1 失体感症（アレキシソミア） ········ 11

Topics 2 身体化 ········ 11

怖い，でも私のつらさもわかってほしかった ········ 12

外来で毎回，治療とは関係のない話を続ける患者さん

🔍 治療契約，トラウマ，中核葛藤概念，PTSD

Topics 1 治療契約 ········ 16

Topics 2 中核葛藤概念 ········ 17

Topics 3 虐待歴を積極的に話そうとする患者さんの心理状態 ········ 18

Topics 4 PTSD（post-traumatic stress disorder） ········ 18

Topics 5 EMDR（eye movement desensitization and reprocessing） ········ 19

人は思い出があれば生きられる ········ 20

痛みを訴えるもコミュニケーションをとろうとしない患者さん

🔍 意識の志向性，ライフレビュー

Topics 1 解釈モデル ········ 23

Topics 2 意識の志向性 ········ 24

Topics 3 ライフレビュー ········ 24

Topics 4 機能性胸痛 ········ 25

3章 怒りが表出している患者さん

一緒にいたいけどいたくない ································· 28
ナースコールの頻度が高いにもかかわらず関係性を築こうとしない患者さん
🔍 孤独感，実存的苦痛，両価性

Topics 1 実存的苦痛 ································· 31
Topics 2 自立と自律 ································· 31

人は生きてきたように死んでいかない ·············· 32
一人になると頻回に速放性製剤のオピオイド鎮痛薬を要求する患者さん
🔍 行動化，ケミカルコーピング

Topics 1 偽依存症とケミカルコーピング ·············· 35
Topics 2 行動化 ································· 36
Topics 3 言語化 ································· 37

ただ受け止めてほしいだけ ························· 38
不満の対象である家族ではなく医療者につらさを訴え，激しい咳嗽を繰り返す患者さん
🔍 心身症，自己受容

Topics 1 心身症 ································· 41
Topics 2 内在化 ································· 41
Topics 3 受動的攻撃性 ························· 42
Topics 4 疾病利得 ································· 43
Topics 5 自己受容 ································· 43

がんではない何かに違いない ······················ 44
一方的なコミュニケーションをとり，院内環境に過敏に反応する患者さん
🔍 発達特性，確証バイアス

v

Topics **1** 発達特性 **47**

Topics **2** 確証バイアス **47**

幽霊の正体見たり枯れ尾花 **48**
一方的なコミュニケーションをとりながら痛みを執拗に訴える患者さん
筋筋膜性疼痛，破局的思考

Topics **1** 筋筋膜性疼痛 **51**

Topics **2** 破局的思考 **52**

Topics **3** イエスセット (yes set) **53**

どいつもこいつも **54**
大声で怒りを表出してくる患者さん
スティグマ，置き換え

Topics **1** スティグマ **56**

Topics **2** 置き換え **57**

あの先生変えてほしい **58**
男性主治医が話しかけてもそっけない態度しかとらない患者さん
転移

Topics **1** 転移 **60**

手術さえしなければ **61**
夫の術後経過を受け入れることができず，手術への後悔と医療者への非難を繰り返す妻
置き換え，否認，両価性への対応，リソース

Topics **1** 両価性への対応 **64**

Topics **2** リソース **65**

生きていても意味がない ………………………………………………………………… 66
医療者が提案した治療を拒否し，一方的に持続鎮静を要求する患者さん
自律性のスピリチュアルペイン

Topics **1** 鎮静の倫理的妥当性 ………………………………………………………… 69

Topics **2** 自律性のスピリチュアルペイン …………………………………………… 70

何でもっと来てくれないんや ………………………………………………………… 71
頻回の訪室や必要以上の対応を要求し，希望が十分に満たされないと不満を表出する患者さん
退行，リフレーミング

Topics **1** リフレーミング ……………………………………………………………… 73

4章 不安が表出している患者さん

からだことばへの手当て ……………………………………………………………… 76
取りつくしまがない雰囲気でコミュニケーションをとろうとしない患者さん
からだことば，心理的ケアとしての身体診察・ケア

Topics **1** 心理的ケアとしての身体診察・ケア …………………………………… 78

Topics **2** 気持ちのつらさ …………………………………………………………… 79

Topics **3** つらさの包括的アセスメント …………………………………………… 79

薬は怖い ………………………………………………………………………………… 80
息苦しさを訴えるのに，薬物治療を拒否する患者さん
恐怖の汎化，ナラティブ

Topics **1** 恐怖の汎化 ………………………………………………………………… 82

Topics **2** ナラティブ ………………………………………………………………… 83

私のことを愛してほしかった ·· 84
病院への不満を一方的に長々と話し，医療者からの提案に興味を示さない患者さん
悪夢障害，愛着障害，回避性愛着パターン

- Topics **1** 愛着障害 ··· 89
- Topics **2** 回避型愛着パターン ·· 90
- Topics **3** ゲシュタルト療法の Empty Chair 技法 ····················· 90

言葉ひとつで仏にも鬼にもなる ··· 91
原因不明の身体症状を訴え，身体的にも異常なく，薬物療法も無効な患者さん
機能性ディスペプシア，咽喉頭異常感症，プラセボ効果

- Topics **1** 機能性ディスペプシア(functional dyspepsia：FD) ········· 95
- Topics **2** 咽喉頭異常感症 ·· 96
- Topics **3** プラセボ効果 ··· 97

私を見捨てないで ··· 98
画像所見と合わない症状を中心に訴え，医療者をラベル付けする患者さん
ボーダーラインパーソナリティ症，身体症状症

- Topics **1** ボーダーラインパーソナリティ症(BPD)について ·········· 102
- Topics **2** Splitting(スプリッティング) ································· 103
- Topics **3** カーンバーグの構造化面接① ······························· 103
- Topics **4** カーンバーグの構造化面接② 具体的な進め方 ············· 104

5章 抑うつが表出している患者さん

「痛い，許して」と言えない ··· 108
医療者，特に夜勤看護師にのみコミュニケーションをとろうとしない患者さん
解離，未熟な防衛機制

- Topics **1** 解離 ··· 110

| Topics 2 | 未熟な防衛機制 | 111 |

つらいなんて言えないよ 112

自身のつらさを二の次にして，母親を過剰に心配する患者さん

🔍 失感情症（アレキシサイミア），過剰適応

| Topics 1 | 失感情症（アレキシサイミア） | 116 |
| Topics 2 | 子どもの過剰適応 | 117 |

「患者さんのことをわかっていない」ことをわかって診察する 118

在宅医療に切り替えたとたん，それまでと違う表情をみせる患者さん

🔍 在宅医療

Topics 1	在宅医療でこそみえる患者さんの本音	121
Topics 2	病院特有の，コミュニケーションを難しくさせる要因	121
Topics 3	患者−医療者間のコミュニケーション	122

6章 身体症状が表出している患者さん

仮面の下の涙〜その1〜 124

夫と死別し，薬物療法，リラクセーションが無効な便秘・下痢・腹痛を訴える患者さん

🔍 Worden の悲嘆の4段階，記念日反応，遷延性悲嘆症

| Topics 1 | Worden の悲嘆の4段階 | 126 |
| Topics 2 | 記念日反応 | 127 |

仮面の下の涙〜その2〜 128

夫と死別後も続く悲しみに不安を覚える患者さん

🔍 役に立たない援助，二重過程モデル，継続する絆，仮面性悲嘆症（masked grief）

| Topics | 1 | 役に立たない援助 | 130 |

| Topics | 2 | 二重過程モデル | 131 |

| Topics | 3 | 継続する絆 (continuing bonds) | 131 |

どこまでも夫と一緒でいたい 132
死別した夫が生前抱えていた頭痛と同じ痛みを訴える患者さん
遷延性悲嘆症，そっくり病 (facsimile illness)

| Topics | 1 | 強い悲嘆を呈する家族の特徴 | 135 |

| Topics | 2 | 遷延性悲嘆症とうつ病，PTSD の鑑別ポイント | 136 |

| Topics | 3 | 想像の再訪問 | 136 |

息がしんどいのは気持ちの問題じゃない 137
検査所見と症状に乖離があるが，医療者が考える精神的な症状を真っ向から否定する患者さん
病態仮説，注意の固着，解釈モデル，コンプリメント，心身相関

| Topics | 1 | 注意の固着 | 140 |

| Topics | 2 | コンプリメント | 141 |

| Topics | 3 | 心身相関 | 141 |

わたしは不安なんて感じていない 142
呼吸困難発作などを繰り返すものの，不安はないと強く訴える患者さん
パニック症/パニック発作，完璧主義

| Topics | 1 | 完璧主義 | 145 |

病んだ者とされていた子 146
医療者に頼らず我慢することでアトピー性皮膚炎を悪化させている患者さん
家族機能，identified patient

| Topics | 1 | オペラント条件づけ療法 | 148 |

| Topics | 2 | identified patient（IP） | 149 |
| Topics | 3 | アイメッセージ | 150 |

索引 151

1章

総論

1章 総論

Difficult patient との向き合い方

蓮尾 英明

Difficult patient とは

1978年にJames E. Grovesによって発表された論文「Taking Care of the Hateful Patient(いやな患者)」は，difficult patientの概念を医療者に広めるうえで重要な役割を果たしました[1]。Difficult patientの定義は明確には決まっておらず，あくまで医療者の主観に依存しますが，患者と医療者の間でコミュニケーションが必要な領域には，一定の割合で存在するとされています。医療者の間では，こうした患者にどう接するかが長らく議論されてきました。

緩和ケアの現場における Difficult patient とは

本書では，医療者が対応困難と感じる患者をdifficult patientと表現しています。緩和ケアの現場では，重度の精神病理を抱える患者に遭遇することは少なく，多くの場合，いわゆる「普通」の方ががんの罹患やその治療を契機としてdifficult patientになることがあります。なかには，医療者の理解を超える症状や行動を訴える患者もおり，その背景にはさまざまな要因が絡み合っています。

緩和ケアの現場では，患者の身体的・心理的苦痛が複雑なため，医療者との関係も複雑化しやすく，このテーマはきわめて重要です。では，difficult patientとされる患者の背景には，どのような要因があるのでしょうか。

Difficult patient の患者側の要因とは？

がん患者の気持ちのつらさに関連する要因の1つに，患者がストレスフルな状況にどう対処するかという特性(コーピング特性)があります[2]。世の中には，特性不安や発達特性が強い傾向の人，感情を抑圧して身体症状を訴えやすい人，治療に対する拒否的行動をしやすい人がいます。こうした患者のなかには，James E. Grovesの論文に「いやな患者」として出てくる，依存的な粘着者，権利の要求者，援助を拒否する操作的な人，自己破壊的な否定者に該当するケースもあるでしょう。

Difficult patient の医療者側の要因とは？

　医療者が患者を difficult patient と感じるのは，多くの場合，コミュニケーションの不全が原因です。実際には，多くの患者は「問題患者」とされているに過ぎず，医療者はその根本的な問題に気づく必要があります。

　人間は理解できないもの，対処できないものを排除，または否定しがちですが，これは医療者にも当てはまり，医療者自身が difficult patient を生み出すことがあるのです。これは患者と医療者の相互作用が関与していると考えられます。もしかすると，difficult medical staff が患者を difficult patient と解釈している可能性もあります。

Difficult patient の表面に出ている感情/身体症状とその本質

　本書は，臨床現場で実践的な書籍として役立つよう，患者の表面に現れる感情や身体症状をもとに章を構成しました。しかし，実際には表出している感情と異なる，より深い本質的な感情を抱えている患者も多くいます。例えば，怒っているように見えても内面には深い悲しみを抱えている患者や，無言でいても内心では強い苦痛を感じている患者がいます。

　そこで本編に入る前に，皆さんにぜひ覚えておいていただきたい2つの概念をご紹介します。

ストレスコーピングとは？

　Difficult patient を理解するうえでストレスコーピングについて知っておくことはとても大事です。ストレスコーピングとは，ストレスを管理し，適切に対処するための方法や戦略のことを指します。緩和ケアの現場では，患者は怒り，悲しみ，寂しさなどの複雑な感情に苦しんでいます。これらの感情は時に表面に現れたり，深層に隠れたりします。患者さんごとに感情への向き合い方も異なり，正面から向き合い傷ついている方や，距離を置くことで症状や行動として現れる方もいます。これらはストレスコーピングが有効に機能しない例であり，その過程で医療者とのコミュニケーションが破綻するケースも少なくありません。
　個々の患者の多様なコーピング特性を把握しておくことでdifficult patient がどのような苦痛を抱え，医療者が対応困難と感じるようになってしまったのかをひも解くことができるようになります。

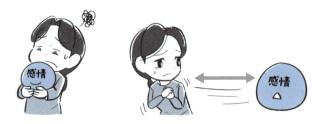

心身医学とは？

　心身医学は，心と身体の相互作用（個人内のつながり）や，患者と家族・医療者・社会との相互作用（個人間のつながり）を扱う学問です。例えば，痛みが感覚的・情動的な不快な体験であると定義されているように，心と身体の痛みは分けられません。仲間外れにされると脳が痛みを感じるという研究結果[3]があるように，孤独や家族不和，貧困といった社会的要因による痛みも存在します。
　本書は，心・身体・行動的側面から，その個人内/個人間の相互作用に着目して，difficult patient とされた症例の心身医学的な診かたをご紹介しています。

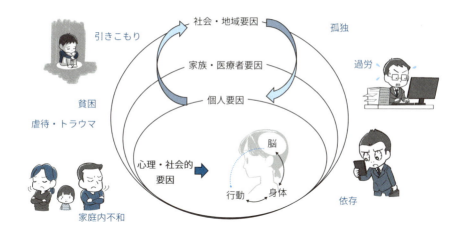

まとめ

　本書では，緩和ケアにおける difficult patient に対する理解を深めるため，さまざまな視点から患者さんとの関わり方を探求しています。Difficult patient の症例について，心療内科医である著者らが体験した臨床現場のよくある複数の事例を基に解説することで，読者に具体的な対応のヒントを提供します。

　例えば，ある患者さんは終末期において痛みを訴えながらも，「痛い，わからない」としか言わず，痛みに対するコミュニケーションを拒んでいるかのようでした。医療者はこの患者さんを difficult patient と判断しましたが，その痛みの背景には，実存的苦痛としての孤独感が潜んでいました。当初，医療者は痛みの診断や治療に意識が向いており，患者さんが抱える孤独感には気づけませんでした。しかし，医療者が心身医学的な視点をもって患者さんの背景を深く理解するようになると，患者さんの生き方や生き様が見えてきて，信頼関係を取り戻すことができました。

　このように，difficult patient への対応には，患者さんの言葉や行動の裏にある感情や背景を理解し，その人の生き方や生き様に触れることが不可欠です。本書では，臨床現場で医療者が直面する困難に対して具体的な指針を提示し，読者が実践に活かせる知識と視点を提供できればと考えています。

文献

1）Groves JE：Taking care of the hateful patient. N Engl J Med 1978；298：883-7. PMID：634331
2）日本サイコオンコロジー学会，日本がんサポーティブケア学会：がん患者における気持ちのつらさガイドライン．金原出版，2024，p.45-8.
3）Eisenberger NI, Lieberman MD, Williams KD：Does rejection hurt? An FMRI study of social exclusion. Science 2003；302：290-2. PMID：14551436

2章

混乱が
表出している
患者さん

2章　混乱が表出している患者さん

何がなんだかわからない

蓮尾　英明

症　例	40歳代，女性
病　歴	子宮頸がん術後の寛解期2年目。職場に復帰した半年前から，頭痛が月に10回程度あり，市販の鎮痛薬の使用回数が増えている。頭痛歴はない。
心理社会的背景	未婚で両親との3人暮らし。金融系の管理職。

 ## ある日の診察

患者　「締め付けられる痛みが突然くるので困惑しています。MRIだけで再発はわかりますか？」

医師　「再発はありませんのでご安心ください。何度かお伝えしていますが，頭痛の原因は緊張型頭痛だと思います。肩がパンパンに張っていますよ。」

患者　「いや，以前は肩こりがあったんですけど，最近はおかげ様でないんですよ。」

医師　「失礼ですが，お顔もお疲れに見えます」

患者　「いや，疲れていないです。おかげ様で仕事も忙しくやれています。休職中に周りに迷惑をかけたので取り返さないと。両親も高齢ですし，独り身ですから仕事は大切です。それなのに，この頭痛で仕事を休みがちなんです。」

医師　「あなたが思っているより心身が悲鳴をあげていると思います。」

患者　「うーん，何がなんだかわからない…。以前は風呂に入ると肩こりや疲れがとれて好きだったけど，最近は逆に疲れるんですよね。とりあえず，市販薬より効く鎮痛薬を多めにください。」

医師　「…。」

Key Words 🔍 失体感症（アレキシソミア），身体化

1. 頭痛の原因は非がん関連因子であり，国際頭痛分類第3版の診断基準より，頻発反復性緊張型頭痛と診断しました。
2. 医療者は，明らかな肩こりや疲労感があるにもかかわらず，緊張型頭痛の診断に納得しなかったり無理な生活をしている患者さんを，difficult patient と判断していました。
3. 痛みの患者関連因子（p.35 参照）には**失体感症（アレキシソミア）**（Topics①）がありました。外部環境への適応過程で生じる警告信号としての筋緊張（身体感覚）への気づきが鈍くなることで，ストレッチといったセルフケアなどの健康管理行動が減少していました。そのため筋緊張が極度に高まりやすくなり，突然の頭痛として出現していました[**身体化**（Topics②）]。
4. もともと自分の身体や心を大切にする行動よりも，仕事などの社会的要請に応えるための行動を優先する傾向がありました。がん治療後から社会的要請を優先せざるを得ない環境が強まったため，その傾向がさらに加速したのかもしれません。特に，対人コミュニケーションによる過剰適応が目立っていました。
5. 患者さんはこり感といった身体感覚の気づきがなく，強い頭痛が突然に出現するために戸惑っていた可能性があります。
6. 15日/月以上の頭痛や鎮痛薬服用はなく，鎮痛薬乱用頭痛（国際頭痛分類第3版）ではありませんでしたが，過量の鎮痛薬の処方を望まれたことには注意が必要になります。

- 医療者より，失体感症の特徴とその可能性を患者さんに伝えました。患者さんは，当初は「何がなんだかわからない…」と困惑していましたが，「（今までと異なり）風呂に入ると疲れる」という身体感覚の違和感には気づいていたようです。
- 医療者より，「からだことば（p.77 参照）を聞けるようになること」，「頑張らないことを頑張ること」を伝えました。具体的には，温感などを感じながら風呂にゆっくりと入ること，食事を味わいながらゆっくり食べること，を勧めました。患者さんは医療者とのコミュニケーションにおいても過剰適応であったために，（良くも悪くも）積極的に取り組まれました。

- 1カ月後，患者さんが戸惑いながら，「風呂に入ると，疲れだけではなく，肩こりもでてくるようになりました」と語られました。医療者は，「からだことばが聞けるようになってきた」と保証して，疲れを感じたら休むこと，肩こりを感じたらストレッチをすることを勧めました。
- 3カ月後，患者さんは日常のなかで疲れや肩こりといった身体感覚を認めるようになりました。セルフケアなどの健康管理行動が増えるなかで頭痛は消失しました。そのなかで患者さんは戸惑うことなく，「がんを経験しなくても，私は無理をして倒れていたと思う。生き方を見直したい」と語られました。

症状が出ているはずなのに「何も感じない，大丈夫」とおっしゃる患者さんは，失体感症の可能性があります。心理的余裕のない方にみられます。まずはその状況を患者さんにわかってもらい，過度な緊張をほぐしていくことが最善です。

Topics 1

失体感症（アレキシソミア）

心身症患者の特徴の1つに，身体感覚の気づきが困難な状態である失体感症があります。根治不能がん患者の約30%にみられ，心理的，社会的に余裕がない状況下で，心を守る防衛反応もしくは社会的適応優先のために顕在化するようです。社会的要請に応えるための行動を優先するようになり（過剰適応），常に高い緊張感を感じるために弛緩した感覚がわからなくなり（体感同定困難），体調管理の方法がわからずに顕在化した症状に対してその場しのぎの対応をするようになります（体感に基づく健康管理の欠如）。

アプローチとしては，本症例のように，弛緩した感覚の気づきが体験的に得られるようにしていきます。

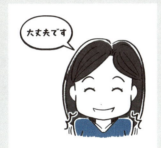

Topics 2

身体化

一般的に，心理的葛藤を身体症状として体験する現象のことです。がん患者の痛みの増悪に関わる患者関連因子としても挙げられています（p.35「痛みの要因」参照）。組織損傷の有無は問いません。

私見ですが，がん患者さんはなんらかの組織損傷があり，そこに心理的葛藤による疼痛閾値低下が随伴して，痛みが増悪していることが多いように思います。

2章　混乱が表出している患者さん

怖い，でも私のつらさもわかってほしかった

松岡 弘道

症　例	50歳代，女性
病　歴	約1年前に子宮頸がんと診断された。術後の再発不安が強く精神腫瘍科に紹介。主治医（男性）の外来では30分以上，小さいころのトラウマの話を繰り返し，診療が進まなくなっていた。投薬は抗不安薬の頓用のみで，定期的な薬剤の使用は望まれなかった。
既往歴	PTSD（専門的治療を試みたこともあるがむしろ悪化し，治療中断している）
初診時の現症	緊張感が強く，「自分は小さいころから誰かに見られている感じがして，ずっと緊張していた」と繰り返す。
心理社会的背景	両親と3人暮らし。仕事はパート。幼少期に親族から性的な虐待を受けて以降，男性恐怖が強い。

ある日の診察 ①

医師　「今日はよく来てくださいましたね。今回は，再発のことをご心配されていると主治医の先生からのお手紙に書いてありますが。」

患者　「先生に私をわかってほしいのですが，緊張してなかなか話せません。」

医師　「私はあなたのお話をじっくりと聴かせていただきたいと思っていますが，話したくないことは無理に話さなくても大丈夫です。あなたがお話しされたいと思ったことだけ，あなたのペースでお話しください。こちらは1回の外来につき最長30分を用意します。」

ある日の診察 ②

医師　「今日はよく来てくれました。お待ちしていました。」

患者　「今日は話せる範囲で話そうと思ってきました。私が5歳のとき，叔父が私に近づいてきました。彼は私に親切にしてくれたので，最初は怖くなかった

んです。でも，ある日，彼は私を自分の部屋に連れて行きました。そこで，彼は私に触れ始めました。私は何が起きているのか理解できませんでした。ただ，恐ろしくて動けませんでした。その後も，彼は何度も私をその部屋に連れて行きました。毎回，『これは私たちだけの秘密だよ』と言われました。私は誰にも言えませんでした。言ったら，私が悪い子だと思われると怖くなりました。」

医師　「あなたが体験したことは非常に困難で，恐怖や混乱，孤立感を感じたのは当然のことです。あなたが悪いわけではないし，ここでは誰もあなたを責めることはありません。」

ある日の診察 ③

医師　「前回の外来でお話してくれたこと，本当にありがとうございます。あなたの勇気に感謝しています。」

患者　「毎晩，彼がまた来ると思うと怖くて眠れませんでした。日中も，そのことばかり考えて友達と遊ぶのが怖くなりました。学校でも集中できず，成績も悪かったです。成長するにつれて，その記憶が頭から離れなくなりました。思い出すたびに，身体が固まって息ができなくなる感じがします。自分が汚れているような気がして，自己嫌悪が強くなっていきました。」

医師　「今日もいろいろお話しいただきありがとうございました。次回もあなたのペースで進めていきましょう。リラックスできる時間をもつようにして，何か楽しいことや安心できる活動をして，心と体を休めてください。」

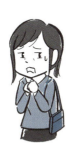
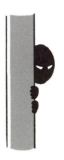

ある日の診察 ④

患者　「大人になってからも人間関係がうまくいかなくて，特に恋愛関係が怖いです。男性に触れられると，あのときの恐怖が蘇ってしまいます。正直，ごめんなさい，先生も最初は怖かった。だから，誰であっても親しい関係を築く

ことがとても難しいです。でも，少しずつ前に進んでいると感じます。先生とお話ししているうちに，深呼吸をすることで軽減することがわかり，少しずつ恐怖が和らいできました。ボーイフレンドもできて，男性もいろいろだなと思いはじめました。彼は怖くもありません。でも，またフラッシュバックが起きるんじゃないかという不安はまだあります。いつか完全に克服できる日が来るのかわかりませんが，回復を感じるので希望をもって頑張れそうです。」

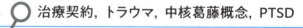

Key Words　治療契約，トラウマ，中核葛藤概念，PTSD

解説

1. 医療者は，毎回外来で治療とは関係のない話を続ける患者さんを，difficult patient と捉えていました。
2. このような患者さんには，事前に診療時間の長さを決めておき，それを共有しておく（治療契約：Topics①）ことが患者・医療者の双方にとって有益なことが多いです。
3. **トラウマ**を抱える患者さんでは，過去のトラウマ体験が，現在の症状に関係していることが多くあります。本症例でも，子ども時代のトラウマによる男性への恐怖心が，現在の対人関係や男性主治医に対しても共通して現れていました（中核葛藤概念：Topics②）。
4. 患者さんにとって，虐待体験を話すことには大きな抵抗があるので，信頼関係が築けないうちは医療者に対して詳しい内容を話さないこともあります。

対応

- 治療関係の構築が進んで，ようやく自分の体験を語りだすことは珍しくないので，無理に話さなくてよいことを伝えました（診察①参照）（虐待歴を積極的に話そうとする患者さんの心理状態：Topics③）。患者さんから体験を強引に聞き出そうとして，二次被害を与えないように特に配慮をしました。
- 患者体験を聴く際には，患者さんの苦悩，受診に踏み切った行動に対して共感的に接することが患者さんの安心につながるほか，信頼関係の構築という点でも重要です（診察②参照）。プライバシーの保たれる安全な環境で時間をかけて，複数回に分けて話を聞きました。また，患者さんの対応の非難，被害の軽視は控えるようにしました。
- 本症例では行いませんでしたが，性被害など，異性の主治医に話し

にくいと思われる場合には，同性の陪席者を置くなどの工夫が求められることもあります。
- 外来時間を超えて患者さんがお話しされることについては，外来診察時間が延長してしまわないように，事前に外来診察時間を決めて共有しておきました。

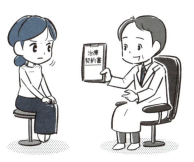

疾病教育，対処法の向上
- PTSD(Topics ④)に関する疾病教育は重要であり，トラウマ体験の後，誰にでも起こりうる病態であることを説明します(診察②参照)。
- 患者さんのみならず，家族や周囲の支援者にも伝えることが望まれます。
- 自分のPTSD症状に十分な病識をもっておらず，症状が出るのは自らの性格の弱さと考えていることもあります。できごとの原因が自分にあると責めている患者さん(特に性暴力被害者)に対しては，「(加害者が悪いのであって)あなたが悪いのではない」ことを伝えて，罪責感を軽減します(診察②参照)。
- トラウマ体験によって猛烈な無力感を自覚しており，自分でコントロールできる感覚を失っていることも多いです。自分で対処できる方法を知ることは，強い不安やフラッシュバックが生じてきても，コントロール感を取り戻すうえで有用です。呼吸法，筋弛緩法，自律訓練法などが役に立つことがあります。

現実的な問題の対処への援助，必要な社会資源への橋渡し・連携
- トラウマ体験を受けた患者さんは，現在の生活における困難や問題を抱えていることが多いので，そのような現実的な問題に対応できるように支援していきます。
- うつ病・アルコール依存症などの合併症がある場合，自殺行為・自傷行為の危険がある場合には，入院施設を備えた精神科医療への紹

- 介が求められることもあります。
- うつ病や不安症の症状の併発時には，それらの治療によって楽になることがあります。SSRI（選択的セロトニン再取り込み阻害薬）などの抗うつ薬も有効なことがあります。
- PTSD 治療で最も効果があるのは，トラウマを扱う認知行動療法です。代表的なものに曝露療法，眼球運動脱感作療法（EMDR：Topics⑤）などがあります。
- 特殊な治療を受けることができなくても，信頼できる先生によく話を聴いて理解してもらえたと感じるだけで，本症例のようによくなる場合もあります。
- トラウマというデリケートな問題を扱う場合，特定の治療法より，治療者の能力や，相性に左右される部分もあります。

トラウマを抱える患者さんは，時間が経っても対人関係を築くことに苦慮されます。「一方的に話をする患者さん」に見えるかもしれませんが，時間を決めてしっかり傾聴する，患者さんのスピードで経験を話していただくことで，トラウマの苦痛が少しずつ和らぐ場合があります。

Topics 1

治療契約

話が長くなる傾向のある患者さんと対応するときに有効な方法で，1回の診察時間を契約します。その時間に真摯に向き合い，時間が過ぎると途中であっても診察を終える（=「治療枠を崩さない」といいます）ことがきわめて重要です。P.98 のボーダーラインパーソナリティ症患者，身体症状症患者の治療の際にも有用な手段です。
診察時間が長くなることで医療者が苛立ち，患者さんに適切な対応ができなくなる事態を予防できるというメリットもあります。

Topics 2

中核葛藤概念

患者さんの対人関係(現在の対人関係,子ども時代の特徴,治療者への態度の特徴の3点)に共通して繰り返し現れるパターンを理解し,その背後にある心理的な葛藤を中核葛藤概念といいます。本症例では,「他者と親密になりたい気持ちとそれによる恐怖」が中核葛藤概念に該当します。

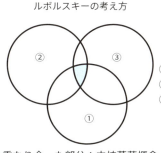

ルボルスキーの考え方
①現在の対人関係の特徴あるいは問題
②子ども時代の特徴あるいは問題
③治療者への態度の特徴あるいは問題

重なり合った部分：中核葛藤概念

(西園昌久:精神療法入門. 中山書店, 2010, p.93 を参考に作成)

ここに焦点化することで,治療者は患者さんの内面世界を深く理解し,より効果的な治療を提供することが可能となり,ときに劇的に改善することもあります。ただし,中核葛藤概念への介入はしたほうがよい場合とそうでない場合があるので,慎重に検討します。

介入が有効な場合	・対人関係の問題が顕著 ・患者が洞察をもち,内省的 ・治療関係が安定している ・長期的な治療を見据えている
介入に注意すべき場合	・対人関係の問題が主たる症状でない ・急性の危機状態にある(例:自殺念慮や重度の不安発作) ・患者が洞察をもつことが難しい(過度に負担をかけるので,医師ペースで誘導しないことが大切です) ・短期的な治療を求めている

Topics 3

虐待歴を積極的に話そうとする患者さんの心理状態

① **癒しと解放**：心のなかに抱えていた苦しみや痛みを解放し，少しでも楽になろうとする意図があり，話すことによって感情を整理し，自己理解を深めることができます。

② **支援と共感の欲求**：他者からの理解や共感を得たいという強い欲求があります。孤独感を感じており，話すことで支援を受けたいと感じていることもあります。

③ **自分のストーリーの再構築**：自分の経験を言葉にすることで，過去の出来事を再解釈し，人生の物語を再構築する試みであり，自己認識，自己受容が進み，自分自身との関係が改善され自己肯定感が深まります。

④ **過去と向き合う勇気**：自分の過去と向き合い，乗り越えようとする意志の表れです。トラウマからの回復過程の一部であり，勇気のある行動です。特に心理療法において，虐待の経験を話すことは治療の重要な部分でもあります。

これらの理由が組み合わさって，自分の虐待歴を話す心理的な動機をもつことを知って関わるとよいです。

Topics 4

PTSD(post-traumatic stress disorder)

非常に強いストレスや衝撃的なできごと(戦争，事故，虐待など)を経験した後に発症する精神的な障害です。具体的な症状としては，以下のような症状があります。

・フラッシュバック(過去のトラウマ的なできごとが突然再現される感覚)
・悪夢や不眠，過敏性や感情的麻痺(驚きやすくなる，感情を感じにくくなる)
・回避行動(関連する人，場所，状況などを避けようとする)　など

Topics 5

EMDR（eye movement desensitization and reprocessing）

PTSD などのトラウマに関連する症状を治療するための心理療法の一種です。トラウマに関連する記憶を思い出す際に，治療者が眼球運動などのリズミカルな刺激を使用します。この眼球運動は，過去のトラウマ的なできごとに再び直面するときの感情的負担軽減，記憶再処理を促進します。

2章 混乱が表出している患者さん

2章 混乱が表出している患者さん

人は思い出があれば生きられる

蓮尾 英明

症　例	70歳代，男性
病　歴	食道がん終末期で在宅緩和ケアを受けており，在宅看取りを希望されていた。高度難聴のためか，コミュニケーションを嫌がる傾向にあった。緩和的放射線治療後の食道通過障害のために摂食量は少なく，るい痩が目立っていた。
心理社会的背景	独居。婚姻歴なし。遠方に甥がいて手続きなどはしてくれている。中学校卒業後から最近まで，1日も休むことなく肉体労働を続けてきた。趣味は将棋や釣り。

 ある日の診察 ①

医師と看護師が定期的に訪問していた。狭い部屋は綺麗に整えられており，昭和感のある黒電話や手動の洗濯機などを丁寧に使われていた。訪問すると，眉間に皺を寄せながら胸を押さえていることが多かった。

患者　「(胸を押さえながら)痛い。」

医師　「食べた後ですか？ 食べ物が詰まりますか？」

患者　「…わからない。急に痛くなる。」

医師　「何度か説明していますが，ステントを入れましょうか？」

患者　「…わからない。痛い。」

医師　「しばらく食べることを止めましょうか？ 点滴しましょうか？」

患者　「…わからない。痛い。」

医師　「…」

看護師　「(部屋の奥に飾っていた白黒の写真を見て)この写真はお父さんと○さんですか？」

患者　「唯一可愛がってくれた叔父さん。」

看護師 「〇さん，いい表情をされていますものね。」

患者 「真面目に生きることを教えてくれた…（その後，叔父とのエピソードから始まり，ご自身の人生について語った）。生きたかったけど生きられなかった（海軍で戦死した）叔父さんに恥じない生き方ができた。貧しかったけど仕事に趣味に没頭できて，孤独感はなかった。ただ，その人生が誰の記憶にも残らず消えてしまうことに，今初めて孤独感によるつらさを感じている。でも，こうして話を聞いてもらってあなたたちの記憶に残ったと思うと救われたよ。」

Key Words 意識の志向性，ライフレビュー

解説

1. 当初，医療者は，痛みを訴えるもコミュニケーションをとろうとしない患者さんを，**difficult patient** と判断していました。
2. 後にわかった患者さんの症状に対する**解釈モデル（Topics①）**は，「孤独を感じると胸の痛みが増すことがあるために，心理社会的要因が大きい症状かもしれない」でした。
3. 医師の解釈モデルは「食道通過障害による症状」でした。医師は，患者さんとのコミュニケーション不足を患者要因（無口な性格，高度難聴）と捉えており，自身の解釈モデルを優先していました（医療者要因：他責的な特性）。
4. 医師は常に自身の解釈モデルに意識が向いており，患者さんが自身の解釈モデルを深めることができませんでした［**意識の志向性（Topics②）**］。
5. 看護師による患者さんが大切にしていることの質問を契機に，患者自ら**ライフレビュー（Topics③）**を行い，自身の解釈モデルを深めるようになりました。
6. 「孤独感」には，物理的に一人であることに対する精神的苦痛としての孤独感はなく，患者さんが大切にしてきた人生が誰の記憶にも残らないことを恐れる実存的苦痛としての孤独感がありました。それがライフレビューの傾聴を通して，患者さんの人生が医療者の記憶に残ることで，患者さんの孤独感の軽減につながったのかもしれません。

経過

- この訪問後，患者さんが胸の痛みを訴えることはなくなり，訪問のたびにライフレビューを活き活きと語るようになりました。
- その後，患者さんは姑息的処置としての食道ステント挿入を希望されました。処置前の透視検査の際，患者さんは久しぶりに胸の痛みを訴え，**機能性胸痛**（Topics④）を疑うびまん性の食道痙攣所見を認めました。

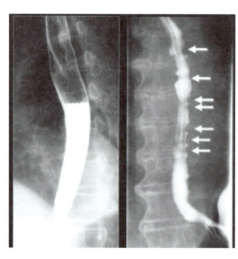

左：食道透視の正常像
右：機能性胸痛（Rome Ⅳ，びまん性食道痙攣）
※画像は本症例と異なる症例

本症例では患者さんの痛み症状を聞いて，医師が「身体的疾患が原因だ」と半ば決めつけていました。しかし緩和ケアで出会う患者さんは，心のつらさが身体の痛みとして現れることも少なくありません。患者さんのお話や考えをしっかり傾聴すれば，医療者の"思い込み"は防げるかもしれません。

Topics 1

解釈モデル

「患者さんが自らの病態をどのように捉え,どのようにしてほしいか」の枠組みを患者の解釈モデルといいます。診療がうまくいかないと感じたら,患者の解釈モデルを確認してみてください。医療者の解釈モデルとの乖離がみられることがよくあります。

よくある例として,患者さんが不安を訴えている際,患者さんはその不安を受け止めてほしいだけなのに(患者の解釈モデル「不安を受け止めてほしい」),医師は不安の対応に終始することがあります(医師の解釈モデル「不安を対処してほしい」)。この乖離があると,処方された抗不安薬のアドヒアランスは低下します。

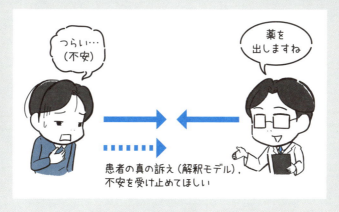

Topics 2

意識の志向性

現象学の用語で,「意識上に現れたものを,なんらかの意味を有するものとして捉える意識の働き」のことです。同じ訴えでも,医療者がどこにどのように意識を向けるかによって,患者さんの意識が向く方向も意味も変わってきます。医療者が患者さんの回復を信じていると実際に回復することが知られていますが(心理学ではピグマリオン効果といいます),これも意識の志向性が関わっているのかもしれません。

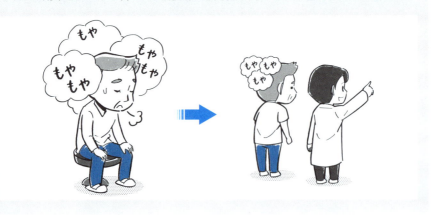

Topics 3

ライフレビュー

回想法の1つで,自身の人生を振り返り,思い出やできごとを他者に語ることです。単に楽しい思い出だけの振り返りではなく,内省や,過去の未解決事項の受容を含むことがあります。過去の歩みを振り返ることで,現在や未来に歩む先を見出しやすくなるのだと思います。

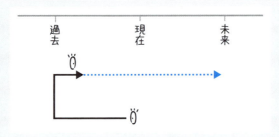

Topics 4

機能性胸痛

医学生に機能性疾患のことを聞くと，「器質的疾患ではないもの」と答えることがあります。定義は，「臓器の機能や感覚といった生理機能上の可逆的な病的変化をもった疾患」です。

機能性疾患は，生命上の影響は少ないものの，種類は多く，症状の程度が大きいことがあります。

機能性胸痛は，機能性消化管障害の国際分類（Rome Ⅳ）における機能性食道疾患の１つになります。

代表的な機能性疾患
・消化器系：機能性ディスペプシア，過敏性腸症候群
・呼吸器系：dysfunctional breathing，過換気症候群
・循環器系：起立性調節障害，非心臓性胸痛（びまん性食道痙攣など）
・神経・筋肉系・整形外科領域：緊張型頭痛，片頭痛，筋・筋膜痛疼痛，線維筋痛症
・産婦人科領域：月経前症候群，慢性骨盤痛
・耳鼻科領域：咽喉頭異常感症，機能性嚥下障害，機能性めまい
・歯科・口腔外科領域：顎関節症，非定型顔面痛
・その他：ストレス性高体温症，慢性疲労症候群

(Henningsen P, et al：Lancet 2007；369：946-55. PMID：17368156.を参考に作成)

食道の機能性疾患
1．functional chest pain（機能性胸痛）
2．functional heartburn（機能性胸焼け）
3．reflux hypersensitivity（逆流過敏症）
4．globus（咽喉頭異常感症）
5．functional dysphagia（機能性嚥下障害）

(Aziz Q, et al：Gastroenterology 2016；150：1368-79. を参考に作成)

2章 混乱が表出している患者さん

3章

怒りが表出している患者さん

3章 怒りが表出している患者さん

一緒にいたいけどいたくない

蓮尾 英明

症 例	70歳代，男性
病 歴	胃がん終末期で緩和ケア病棟に入院中。入院の段階で予後は週単位と説明を受けている。意識清明，PS4。最近廃用症候群に伴う背部痛の訴えが増している。妻の訪室時はナースコールの使用頻度が減るが，患者は妻に帰宅を促すことが多い。
心理社会的背景	妻と2人暮らし，子供は2人いるが独立して遠距離にいる。会社員で開発に携わり，定年まで勤め上げた。ビール1,000 mL/日×50年，喫煙20本/日×50年。

ある日の診察

午前中に妻が訪室したが夫婦間の会話は少なく，患者はスマートフォンでゲームをしていた。背部痛の訴えはなかった。患者が妻の帰宅を促し，昼過ぎに妻が帰宅後から1時間ごとにナースコールが鳴るようになる。

看護師　「(ナースコールを受けて)どうされました？」

患者　「痛い。痛い。除圧して。」

看護師　「(背中の下に滑りやすい手袋をつけた手を入れて)どうですか？」

患者　「楽になった。もういいよ。」

看護師　「姿勢を変えましょうか？ 背中をさすりましょうか？」

患者　「(イライラした様子で)いや，いい。」

看護師　「おつらいですか？ 私でよければ話をうかがいますよ。」

患者　「(さらにイライラした様子で)いや，いいから。」

看護師　「…。」

Key Words 🔍 孤独感，実存的苦痛，両価性

解説

1. 背部痛のがん関連因子（p.35 参照）はありませんでしたが，非がん性疼痛としてがん衰弱に伴う廃用症候群による疼痛がありました。
2. エアマットレスなどの体圧分散ケアはされていましたが，体位変換や徒手療法等の人手のいるケアには抵抗する傾向があり，廃用症候群の痛みを増悪させていました。医療者は，ナースコールの頻度が高いにもかかわらず関係性を築こうとしない患者さんを，difficult patient と判断していました。
3. 人手のいるケアに抵抗する背景には，自律性の**実存的苦痛**（Topics①）がありました。「**自立**（Topics②）に価値を置いた人生」を大切にしており，急激な ADL 低下に伴い，自律存在としての実存的苦痛がケアへの抵抗という形で表出されたのかもしれません。
4. また苦痛には，精神的苦痛と実存的苦痛が見え隠れしていました。実際に接した看護師は患者から「**孤独感**」を強く感じたそうです。最愛の妻から離れ死を待つ特殊な状況下で，自分という存在が消えてしまう恐怖感は大きかったに違いありません。
5. 患者さんの「孤独感」には，物理的に一人である精神的苦痛としての孤独感と，関係存在の喪失を恐れる実存的苦痛としての孤独感がありました。これらの孤独感は，前者は物理的に人と接する回数を増やす行動，後者は関係性をこれ以上深めないために接する時間を増やさない行動のように，**両価性**（p.64 参照）の行動で対処されていました。

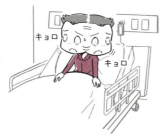

精神的苦痛としての孤独感

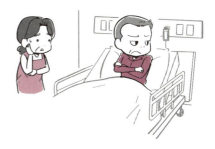

実存的苦痛としての孤独感

対応

- 妻と話し合ったところ，妻も同様の認識であり，これまでも夫の生きづらさに対してどのように対応したらよいか困っていたとのことでした。
- 妻は，今までどおりの患者さんが望む距離感のままの付き添いをしました。一方，患者さんが妻に帰宅を促しても，妻はなんらかの理由をつけて物理的に患者さんが一人でいる時間を減らそうとしました。
- 看護師は，ナースコール時の直接的なケアは，依頼どおりに簡易的な除圧にとどめました。一方，今まで以上に複数の医療者が定期的に短時間訪室するようにしました。その際に診察などで身体に触れること，部屋の中の環境を整えることなどで，間接的に患者さんを気にかける姿勢を示しました。
- 心理士とのライフレビューでは「自立に価値を置いた人生」を基盤とした語りが幾度も語られ，それが反映された「人手のいるケアに抵抗する行動」を否定しないことを医療者間で共有しました。
- その後，ナースコールは減り，ケアに対しても受け入れをしてくれることが増えました。

何かを要求したり，かと思えば急にそっけなくなったり…。孤独感や無力感で，ご自身でもどうしていいかわからなくなっているのかもしれません。適切な距離感を保ちつつも，今より少しだけ間接的な関わりを増やすとよいかもしれませんね。

Topics 1

実存的苦痛

苦痛のなかには，実存的苦痛（スピリチュアルペイン）という自分の存在や意味を問うことに伴う苦痛があります。誰もが胸に秘めている苦痛で，時間性，関係性，自律性に分類されることがあります。

医療者には，それが溢れ出る状況であることを理解し，表出してくださったことへ感謝して傾聴することが求められます。失礼かもしれませんが，この苦痛の訴えの時間は温かい空気が流れていることが多いように感じています。

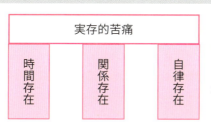

時間性（例：「何をしたらよいかわからないから早く逝きたい」）
関係性（例：「からだが消えてしまいそうで触ってほしい」）
自律性（例：「自分でできなければ生きている意味はない」）

Topics 2

自立と自律

自分で自分のことができなくなることは，自律性のスピリチュアルペインの一部とされます。緩和ケアの領域では，自分の力で行動できることが減少する（自立が低下する）なかで，自分の意思で他人に援助を依頼するという行動を選択する（自律を高める）方が時折いらっしゃいます。これは，「自立に価値を置いた人生」から「自律に価値を置いた人生」への昇華といえます。

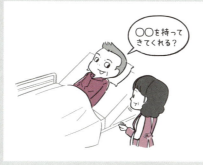

自立は低下しているが，自律を高めている

3章　怒りが表出している患者さん

人は生きてきたように死んでいかない

蓮尾　英明

症　例	60歳代，男性
病　歴	胃がん終末期で緩和ケア病棟に入院中。入院の段階で予後は短い月単位と説明を受けている。意識は清明で，PS 3程度である。最近背部痛の訴えが増して，速放性製剤のオピオイド鎮痛薬の使用頻度が10回/日以上になっている。
心理社会的背景	妻と2人暮らし。子供はいない。 会社員で営業に携わり，定年まで勤め上げた。 日本酒4合/日×40年，喫煙40本/日×40年。趣味は賭け事。

 ある日の診察

午前中に妻が訪室したが口論となった。妻が帰宅後から1時間ごとにナースコールが鳴るようになる。

看護師　「（ナースコールを受けて）どうされました？」

患者　　「（やや眠そうな様子で）さっき飲んでから1時間経ったわ。レスキュー持ってきて。」

看護師　「痛みがとれませんか？」

患者　　「（痛そうな素振りはなく）痛いんだよ。黙って言うこと聞けよ。どいつもこいつも。」

医師　　「〇さん，はっきり言います。おそらく麻薬中毒になりかけていますよ。実際がんの痛みもありますが，つらさに対しても麻薬を頼っていませんか？」

患者　　「そんなことないですよ。実際痛いんですよ。レスキュー量を増やしてください。」

心理士（30代）との面談でライフレビューをしているなかで

患者　　「最近の若い奴は根性がない。俺が現役のころはよいものを開発するため

に徹夜したもんだ。弱音なんて言ったことないよ…。それがな，今じゃこのざま。こんな若い子に弱音漏らしているんだから，情けないよ。先生に麻薬中毒と言われたけど，そうかもしれん。ぼんやりして，競馬でトリガミなんて初めてしたわ。イライラに麻薬を使っているかもしれん…。昔も妻にアルコール中毒とかニコチン中毒とか言われていた…。俺，成長してへんな。」

心理士　「私は弱音を言っていただけて心の底から嬉しいですよ。」

患者　「そう言ってもらえると救われるわ。イライラが落ち着いたよ。こういう方法（＝弱音を吐いたら楽になったこと）もあるのを死ぬ間際に学んだわ。若い人はすごいな。ただ，おかんには絶対に言わへんけどな。」

Key Words　　行動化，ケミカルコーピング

解説

1. 当初，医療者は，一人になると頻回に速放性製剤のオピオイド鎮痛薬を要求する患者さんを，difficult patient と判断していました。
2. 速放性製剤のオピオイド鎮痛薬の使用頻度が増していましたが，痛みにはオピオイド不応で，**偽依存症**もしくは**ケミカルコーピング**（Topics①）の存在を疑いました。
3. 痛みのがん関連因子（Topics①）は，傍大動脈リンパ節転移巣による「侵害受容性疼痛」が首座でオピオイド鎮痛薬の反応は良好でした。直近の画像では転移巣に近接する神経叢とも距離があり，オピオイド鎮痛薬の不応となりやすい「神経障害性疼痛」が首座である可能性は低い（偽依存症の可能性は低い）と判断しました。
4. 痛みの患者関連因子（Topics①）は，看護師との会話内容からケミカルコーピングが首座である可能性がありました。つまり，心理的葛藤を無意識にケミカル（オピオイド鎮痛薬）でコーピング（対処）するという行動［**行動化**（Topics②）］で痛みの悪循環に至っていました。
5. 心理士との**ライフレビュー**（p.24 参照）から，これまでの人生においても心理的葛藤を無意識的に飲酒・喫煙・賭け事といった嗜好や妻への精神的 DV といった行動化で対処してきたことを思い出し，今回も同様の行動化での対処をしていたことに気づきました。
6. さらに他者に自身の心理的葛藤を意識的に表出するといった対処によって（**言語化**：Topics③），自身が受け止められる体験をすることで，新たな対処法を見出すことができました。

経過

- ライフレビューの当日より，速放性製剤のオピオイド鎮痛薬の使用頻度が減少し，徐々に痛みの訴えは減りました。
- 心理士の訪室のたびにライフレビューを活き活きと語るようになりました。
- 妻に思いを語ることはありませんでしたが，緩和ケア病棟で許可されていた養命酒を亡くなる前日まで妻と一緒に飲むようになりました。

本症例の患者さんは，心理的な葛藤を薬で対処しようとしていました。怒りが現れている患者さんですが，ライフレビューをすると，これまでの人生のなかで「イライラ」の原因になっているものに気づき，心を軽くしてくださるかもしれません。

Topics 1

偽依存症とケミカルコーピング

偽依存症とは，痛みの治療が不十分なことに起因する，オピオイドの増量要求という探求行動を指します。

一方ケミカルコーピングは，鎮痛以外の心理的利益（不安軽減など）を得るために不適切に薬物摂取をする行為を指します。

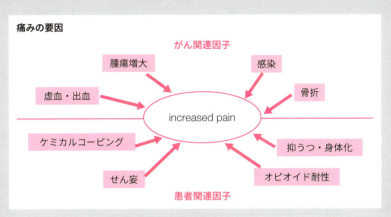

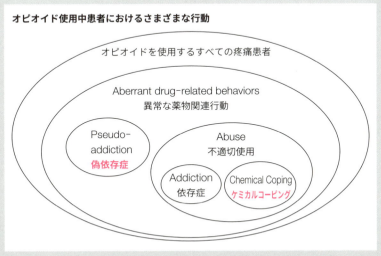

（蓮尾英明，松岡弘道，松田能宣：がん患者の呼吸困難・痛み・精神症状を診るロジック．メジカルビュー社，2023，p.71，107．より転載）

Topics 2

行動化

心療内科では，無自覚の心理的葛藤の一部は，痛みや呼吸困難(身体化)，不安や不眠(精神化)，強迫的行動や無責任行動(行動化)として表出されると考えています。これらは，患者が心理的葛藤から脳を守るために必死に対処した結果として無自覚に表出されたものです。

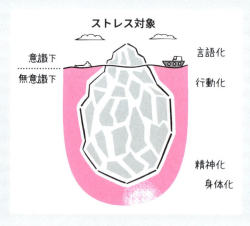

Topics 3

言語化

心療内科では，心の内にある心理的葛藤を，意識的に言葉として心の外に表出することを言語化といいます。これを心理学では「外化」といいます。ほかには，漠然として捉えどころがない心理的葛藤が客観的に捉えられ，意識下に上がることで自ら取り扱いできるようになる効果もあります。

患者さんには，「不安は心の中にあると無形化してどんどん大きくなるので，言葉として有形化して小さくして，外に出していきましょう」と説明して，言語化を促します。

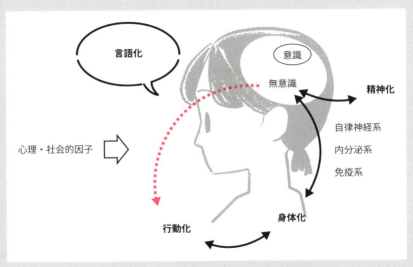

(Holland JC, et al：Cancer 1980；46：1045-52. PMID：6249489. を参考に作成)

3章 怒りが表出している患者さん

ただ受け止めてほしいだけ

蓮尾 英明

症　例	50歳代，女性
病　歴	悪性リンパ腫の寛解期2年目。気管支喘息の既往があり，最近は内科治療で寛解が得られにくくなっている。
心理社会的背景	専業主婦。夫と長男との3人暮らし。長女家族は近隣在住で0歳の孫がいる。母親は患者が幼少のころに乳がんで他界し，患者は父方祖母に厳しく育てられた。

ある日の診察

外来中に乾性咳嗽を頻回にされるが当初は気にされる様子はなく，心理社会的なつらさを強い口調で訴えられる。

患者　「がんのしんどさって結局，自分以外にはわからない。今だって体調は万全ではない。夫は家事を言ったことしかしてくれない。次女は出勤前に弁当を用意してもたいして御礼も言わない。長女にいたっては，孫のお守りをするのは当たり前だと思っていて…。」

医師　「皆さん，話してもわかってくれないんですね。」

患者　「いえ，話さない。本当に気にかけてくれたら，言わなくてもわかってくれる。こちらは気にかけているのに報われない。だからたまに家事を放棄したり無視したりする（ゴホゴホ）。」

医師　「咳がつらそうですね。」

患者　「そうなんです。家で咳をしても誰も気にかけもしない。先生ぐらいです（ゴホゴホ）。再発ではないですよね？　咳がつらくてつらくて（ゴホゴホゴホゴホ）。」

38

Key Words　心身症，自己受容

解説

1. 患者さんの気管支喘息には，経過に心理・社会的因子が密接に関与しており，**心身症**（Topics①）の病態がありました。患者さんはそのつながり（心身相関，p.141 参照）には気づいていませんでした。
2. 医療者との会話のなかで，医療者の意識が患者さんの咳嗽に向くと，咳嗽が増える傾向がありました［**意識の志向性**（p.24 参照）］。
3. 患者さんは，家族に自身の体調不良や，それを気にかけてもらいたい思いを伝えていませんでした。家族は，患者さんの時折みせる不満気な態度に気づいていましたが，患者さんが家事や子育てを主導的にしているため，積極的に気にかけてはいませんでした。
4. 医療者は，不満の対象である家族ではなく医療者にそのつらさを訴えたり，咳嗽とのつながりに気づいていない患者さんを，difficult patient と判断していました。
5. 医療者との会話の多くが家族への不満でした。患者さんは，自身のつらさを話せる機会は人生で初めてだと語りました。患者さんは母親が他界していたため，幼少期につらさを情緒的に受け止められた体験がありませんでした。幼少期に信頼しうる他者を自己の内に**内在化**（Topics②）できない場合，他者を信頼し打ち明けることができないものです。
6. がんの発症や治療に関連した心身のつらさは，患者さんが人生において初めて経験する大きいものでした。患者さんはそのつらさを家族に受け止めてもらいたかったのです。しかし，自分以外の他者を信頼できないため，身を削って見返りを求める態度や，ときに**受動的攻撃的**（Topics ③）に家族を試す態度をとらざるを得ず，余計に受け止められずに孤独に陥るという悪循環に至っていました。

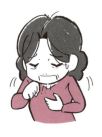
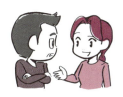

対応

- 「咳をすると，医療者に気にかけてもらえる」という疾病利得(Topics④)が起きないように，気管支喘息(心身症)に関しては内科治療の強化にとどめ，あえて咳のことを積極的に扱うことは避けるようにしました。
- 医療者は，「患者の家族への不満の背景には，母親からの受容の欠如，祖父母の厳しい養育といった幼少期の体験から自己受容(Topics⑤)が低いことで他者を受け入れられないのではないか」と考えました。そこで，がんに関連した心身のつらさに注意を向け，医療者自身の存在を通して，信頼できる他者を患者さんの内に内在化できるようにしました。
- 傾聴の際，つらさを抑圧して家族に見返りを求めるような(患者さんが思う"強い")患者さんだけではなく，つらさを前に右往左往する(患者さんが思う"弱い")患者さんをも受容しました。
- 患者さんの医療者へのつらさの訴えは次第に減り，家族に対して不満を直接的に言うようになりました。家族がその不満を受け止めるなかで，気管支喘息(心身症)は寛解しました。

患者さんは，幼少期の体験から，"病気にくじける弱い自分"を許せず，家族にも信頼して本心を伝えることができずに苦しんでおられました。それが激しい咳も引き起こしていました。ありのままの患者さんを，患者さん自身が受け入れてくださるよう，働きかけることが大切です。

Topics 1

心身症

心身症という病態をご存じでしょうか。定義は、「身体疾患のなかでその発症や経過に心理社会的因子が密接に関与し、器質的ないし機能的障害が認められる病態」です。心身症は病態ですので、"ありかなしか"で考えるよりは、"傾向が強いか弱いか"といった連続帯（スペクトラム）で捉えます。

診療がうまくいかないと感じたら、患者の心身症の存在を疑ってみてください。その気づきがあると、「心から」「身体から」「心と身体のつながりから」とアプローチの幅が広がります。

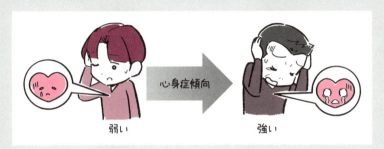

Topics 2

内在化

内在化とは、幼少期に信頼できる他者から愛情や考え方などを取り入れて自己のものとし、他者や社会の価値観を自分の内に発達させるプロセスを指します。

Topics 3

受動的攻撃性

本人が感じている「怒り」などの否定的な感情を，相手に直接的にぶつけずに，消極的かつ否定的な態度・行動をとることで，相手を間接的に攻撃しようとする意識的あるいは無意識的な心理を指します。その行動の代表例として，以下が挙げられます。

緘黙	黙り，相手を無視することで攻撃する。
サボタージュ	仕事を遅らせたりすることで攻撃する。
抑うつ状態	相手に罪悪感をもたせるようにして攻撃する。

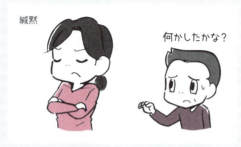

Topics 4

疾病利得

疾病や症候に逃避したい心理が背景にあり，疾病を発症したり症候に固執することで得られる生活面，社会面での利益のことです。疾病からの回復の妨げや症候の慢性化の要因となります。頭のなかでは表面的に治したいと思っていても，潜在意識のなかでは治りたくないという場合も含まれます。医療者は，疾病利得は患者さんの無意識の心理過程であることを知り，なぜ生じているかを理解する必要があります。

第一次	疾病や症候の存在が本人の現実では満たされていない願望を得ることを満足させている場合。 例）頭痛で仕事が休める
第二次	疾病や症候の存在が家族，医療者，社会から得られる注目，労り，金銭といった利益につながっており，その人を満足させている場合。 例）頭痛で家族や医療者が優しくしてくれる

Topics 5

自己受容

自己受容とは，自分自身の長所や短所，過去の経験や現在の状態をそのまま受け入れるプロセスを指します。この概念はアクセプタンス（受容）の理論に基づいており，自分自身に対する評価や批判を一時的に保留し，ありのままの自分を受け入れることを意味します。これにより，自己理解が深まり，自分らしい選択をできるようになります。また，自己受容が進むと，他者を受容できる幅が広くなっていきます。最近は，アクセプタンス＆コミットメント・セラピーとよばれる心理手法のなかで活用されています。

3章　怒りが表出している患者さん

3章　怒りが表出している患者さん

がんではない何かに違いない

蓮尾 英明

症　例	50歳代，女性
病　歴	乳がん診断後に根治手術を勧められたが，手術の合併症が気になるとのことで了承しなかった。最近は民間療法に固執するようになったとのことで緩和ケア科に紹介となった。
心理社会的背景	高齢の父親と2人暮らし。2人姉妹の姉。母親は20年前に乳がん術後再発で他界している。転職を繰り返していて，2年前から工場に勤務している。

ある日の診察

医師　「今日はどうされましたか？」

患者　「どうって言われても。受付が混んでいて大変でした。」
　　　（「想像力を働かせることが苦手」を示唆する発言）

医師　「そうではなくて，伺いたいことは今後の治療についてです。」

患者　「そうじゃないってどういうこと？ この病院はいつも待たせますよね。」
　　　（「特定の物事への強いこだわり」を示唆する発言）

医師　「それは申し訳ご…」

患者　「呼び出しベルの音が高すぎるよ，何Hz？」
　　　「隣の外来の声が気になる，何dB？」
　　　（「特定の物事への強いこだわり」「聴覚等の感覚の偏り」を示唆する発言）

静かな面談室に移動

医師　「今日はがんの手術をするかしないかの相談でお越しいただきました。」

患者　「手術はやめようと思うんですよ。手術麻酔で子どもが亡くなった先日の事件知っています？（スマホのSNSサイトを見せながら）この免疫療法は副作用がないみたいだし，値段も高いから効果もありそう。こちらのサイトのも…。どちらの免疫療法がお勧めですか？」

医師　「民間での免疫療法に興味があるのですね。ただ申し訳ありませんが，当院では保険診療外のものはお勧めしません。当院では手術をお勧めしています。」

患者　「そうなんですか？主治医の先生はどちらでもいいと言っていました。」

医師　「どんな説明を受けられましたか？」

患者　「あのときは診断を受けて頭が真っ白で，いろいろと話されていたけど覚えていない。でもがんとは言われなかったから軽いものですよね。」

医師　（現在の病期，手術治療をした場合の予想される経過，支援方法などを図示しながら説明）

患者　「やっぱりがんなんですね。相談できるところもあるんだ。それなら手術を受けます。」

Key Words 発達特性，確証バイアス

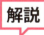

1. 医療者は，意思決定支援の場面において，一方的なコミュニケーションをとる患者さんを，difficult patient と判断していました。

2. 意思決定支援がうまくいっていなかった要因として，(a)診断の告知後からの防衛反応（p.111 参照）の遷延，(b)患者の比較的強い**発達特性**（Topics①）と医療者の配慮のなさ，(c)患者支援の資源不足，が挙げられました。

3. (a)：がんの告知を受けても，「がんではない何か」と潜在的に自分のなかで決め込んで，事実として受け入れない否認がありました。さらに，自分に都合のよい情報だけを SNS から集めることで（**確証バイアス**：Topics②），否認が遷延するようになり，民間療法へこだわらざるを得なくなっていました。

4. (b)：がんの告知を契機に，「想像力を働かせることが苦手」「特定の物事への強いこだわり」「聴覚等の感覚の偏り」といった自閉症スペクトラム症を疑う発達特性が顕在化するようになりました。医療者がこの存在を理解せずに個別的に支援をしないことで，difficult patient として扱われていました。

5. (c)：(a)は不安に対する防衛反応，(b)は不安による発達特性の顕在化であり，その不安を軽減するための資源が限られていました。超高齢の父親とは相談をしておらず，妹からは乳がんの家族歴（母親）

があるにもかかわらず，検診を受けていなかったことを責められていました。

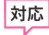
- 自閉症スペクトラム症を疑う発達特性がありましたが，本人の主訴ではないこと，これまで（苦労されながらも）社会適応していること，医療者のスティグマ（偏見）を助長させるリスクがあることから，診断を目的とした診察はしませんでした。
- 本人の発達特性を理解して，（前半のような）曖昧で否定的な表現は避けて，（後半のような）具体的な表現や，視覚を用いた情報提供，静かな環境の設定といった個別性のある支援を行ったところ，すぐに手術による治療を希望されるようになりました。
- 静かな部屋への移動は，「特定の物事への強いこだわり」から距離をとってもらうためのクールダウンの意味合いもありました。
- その後は，面談には父親と妹が同席するように医療者側から主導しました。

がんの告知は患者さんに大きな苦しみを与えます。ただ，それを受け入れずに否認が強くなると，医療者の言葉が患者さんに伝わらなくなってしまいます。発達特性を含め，どうすれば言葉を聞き入れてくださるか工夫する必要があります。

Topics 1

発達特性

発達特性とは，脳神経の発達の生まれつきの特性のことです。得意・不得意の種類や程度は人によって異なり，発達特性は人それぞれです。発達特性によって社会生活に支障をきたしてなんらかの支援が必要な場合，発達障害と診断されます。発達特性は連続体（スペクトラム）でとらえますので，その中間には，診断には至らない多様な発達特性をもつ人々がいると考えられます。

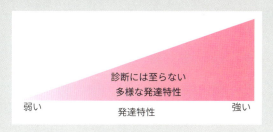

Topics 2

確証バイアス

バイアスは，偏りや先入観を意味します。確証バイアスとは，自分がもっている偏った考えを肯定するために，自分にとって都合のよい情報を集めるという心理現象です。医療者は，①バイアスは誰しもがもっていること，②強いバイアスは誤った非合理的な判断を引き起こすこと，③患者さんが強いバイアスをもたざるを得ない程追い込まれていること，を知る必要があります。

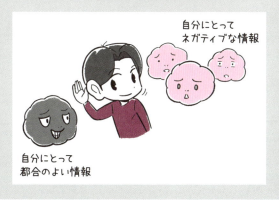

3章　怒りが表出している患者さん

幽霊の正体見たり枯れ尾花

蓮尾　英明

（p.44「がんではない何かに違いない」の症例の1年後）

症　例	50歳代，女性
病　歴	乳がん術後より痛みがあり，術後10カ月経っても痛みが遷延するために緩和ケア科に紹介となった。
心理社会的背景	高齢の父親と2人暮らし。2人姉妹の姉。母親は20年前に乳がん術後再発で他界している。転職を繰り返し，1年前に工場を退職してからは就労していない。

ある日の診察

久しぶりの再会だが，挨拶もそこそこに相槌を挟ませないほど一方的に話し始める。

患者　「術後から脇や腕が痛かったけど，そこに痛みが起こる可能性は聞いていた。でも最近痛みが強いし，胸にも肩にも広がるし…どういうこと？」
　　　「主治医の先生はCTで痛みの原因はないって。でも痛いのよ。どっちなの？」
　　　「とにかく痛い。痛みしか考えられない。最近は全身が痛くなってきた気がする。」（「特定の物事への強いこだわり」「感覚の偏り」を示唆する発言）

医師　「それはつらいですね。この痛みの原因は何だと思っていますか？」

患者　「がんの痛み。再発を見落とされていると思う。妹は私の心が原因だなんて言って失礼しちゃう。（スマホのSNSサイトを見せながら）この病院のセカンドオピニオンを受けたいです。」

医師　「身体診察をしますね。」

患者　「はい。」

医師　「痛いところ触りますね。」

患者　「はい。」

医師　「（脇，腕を触診しながら）ここは触ると敏感ですよね。」

患者 「そうなんですよ。」

医師 「(胸，肩を触診しながら)ここを押すと痛いですね。」

患者 「そうなんですよ。」

医師 「痛みはがんの痛みではなく，再発はありません。痛みには2つあります。1つ目は，手術直後からの肋間上腕神経損傷による痛みです。この領域(腋窩，腕)は触ると敏感に感じますよね。2つ目は，最近出てきた筋筋膜性疼痛による痛みです。ここ(胸，肩)を押すと痛みが再現されますよね。1つ目の神経痛のかばい動作の影響だと思います。これらの痛みは現代医学では画像で描出できません(痛みの病態を図示しながら説明)。」

患者 「はい。すごくよくわかります。それなら私はどうしたらいいですか？」

Key Words 筋筋膜性疼痛，破局的思考

解説

1. 医療者は，一方的なコミュニケーションをとりながら痛みを執拗に訴える患者さんを，difficult patient と判断していました。
2. 典型的な乳房切除後疼痛症候群で，術後合併症としての肋間上腕神経損傷(器質的疾患)が腋窩下や上腕内側の痛みの原因でした。当初は患者さんもこの病態を理解していましたが，神経痛が本人の予想以上に遷延するなかで再発不安が高まりました。

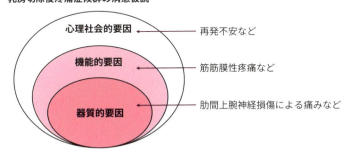

乳房切除後疼痛症候群の病態仮説

3. 肋間上腕神経損傷による痛みを回避するために，患者さんは患側腋窩を固定して動きを制限していました。その周辺の胸や肩の筋肉に機能性疾患である**筋筋膜性疼痛**(Topics①)を認めていました。痛みの範囲が広がったことが，さらに患者さんの再発不安を高めました。
4. **破局的思考**(Topics②)の存在も再発不安を高めました。痛みに対す

る注意のとらわれ（反芻）や痛みの脅威に対する過大評価（拡大視）を疑う発言がありました。この思考が，疼痛閾値の低下や回避行動の促進に影響を与えていました。

5. もともと発達特性が強い方でしたが，「特定の物事への強いこだわり」によって痛みに対する反芻が促進され，「感覚の偏り」によって疼痛感覚に過敏になりました。

- 今回も，発達特性に関しては本人の主訴ではないこと，痛みの増悪を患者関連因子にしてしまうリスクがあることから，診断を目的とした診察はしませんでした。一方，具体的な痛みの病態提示，視覚を用いた情報提供といった個別性のある支援を行いました。
- 身体診察は，「特定の物事への強いこだわり」から距離をとらせるためのクールダウンの意味合いや，患者に医療者の提案を受け入れてもらいやすくするコミュニケーションスキル（**イエスセット**：Topics③）としても活用しました。
- 患者さんは肋間上腕神経損傷による痛みへの鎮痛薬使用に強い抵抗を示していました。病態説明後に「私はどうしたらいいですか？」という発言があり，他者（鎮痛薬，医療者）ではなく，自己での治療・対処法を望んでいました。破局的思考のなかで，無力感は際立ってはいませんでした。
- 筋筋膜性疼痛に対して，トリガーポイント注射などの医療者主導の治療ではなく，自己対処法として両脇周辺の胸や肩の筋肉のストレッチに積極的に取り組むようになりました。痛みの範囲が狭くなる体験をするなかで，痛みが脅威でないことも気づくようになりました。

がんに罹患した患者さんが大きな不安を抱えるのは当然です。しかし過度な不安に囚われすぎると，ないはずの再発を疑ったり，周囲の声が届かなくなってしまいます。そうした背景を理解したうえで，患者さんにわかってもらいやすい説明の工夫が必要です。

Topics 1

筋筋膜性疼痛

筋筋膜性疼痛の診断基準（Rivers らの診断基準）は以下のとおりです。

[必須基準]以下の2項目を満たす
・触診でトリガーポイントを認める。関連痛の有無は問わない。
・トリガーポイントを圧迫した際に患者の訴える痛みが再現される。
[副基準]以下のうち少なくとも3項目を満たす
・筋固縮または筋攣縮を認める。
・圧痛点をもつ筋肉・筋膜に関連した関節の可動域制限がある。
・ストレスにより痛みが悪化する。
・トリガーポイントに索状物または結節を触れる。

（Rivers WE, et al：Pain Med 2015；16：1794-805. PMID：26052626. を参考に作成）

標準治療は定まっていませんが，トリガーポイント注射，fascia リリース，徒手療法，ストレッチングなどの局所治療，心理的ケアが選択肢に挙がります。

ポイントとしては，

・「難治性がん疼痛」に隠れていることがあります。

・がん疼痛を訴える部位に隠れていることがあります。

・筋筋膜性疼痛の背景に心理社会的因子が隠れていることがあります（表の副基準参照）。

3章 怒りが表出している患者さん

Topics 2

破局的思考

痛みが遷延する病態である慢性疼痛でよくみられる認知過程で，表のように反芻，無力感，拡大視で特徴づけられます。

有名なモデルとして，以下に示す「痛み体験の恐怖―回避モデル」があります。

反芻	痛みに対して過剰な注意にとらわれること	（例）痛みが消えるかどうか，ずっと気になる
無力感	痛みの強い状況への対処において自分では何もできないと考えてしまうこと	（例）痛みがあると何もできない
拡大視	痛みの脅威を過大評価すること	（例）ずっと痛いし，痛みが広がっている気がする

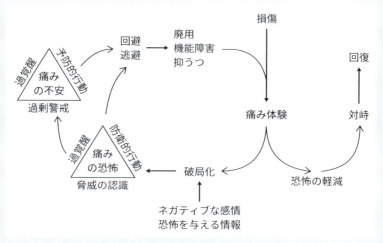

（蓮尾英明，松岡弘道，松田能宣：がん患者の呼吸困難・痛み・精神症状を診るロジック．メジカルビュー社，2023，p.81．より転載）

Topics 3

イエスセット（yes set）

交渉の場において，前段階で小さな「イエス」の返事を積み重ねることで，最終的に欲しい「イエス」の返事をもらいやすくするコミュニケーションスキルの1つです。患者さんの意向が明らかに好ましくなかったり，「でもでもだって」の状態になっている場合に用いることがあります。本症例のように，身体診察は小さな「イエス」の返事を得やすいのでお勧めです。

一方，医療者が自身の意向を押し通すために，このスキルを恣意的に用いてはいけません。マーケーティングの交渉の場でも使われることがありますので，悪意あるものには皆様も注意しましょう。

3章 怒りが表出している患者さん

どいつもこいつも

松田 能宣

症　例	60歳代，男性
病　歴	非小細胞肺がんに対する二次治療の化学療法で入院中。病状進行および化学療法後の副作用（倦怠感）で，Performance Status 3である。意識は清明。
心理社会的背景	家族はおらず，一人暮らし。在日外国人。日雇い労働で生計を立てていたが，現在は生活保護を受けている。飲酒はビール500 mL/日×40年，喫煙は20本/日×45年。

ある日の状況

中止をしていた朝の内服薬を看護師が朝食後に持って行ったところ，大声で「ここの病院はどうなってるねん。申し送りはされてんのか。」と叱責した。その数日後…。

看護師　「（ナースコールを受けて）どうされました？」

患者　「売店に連れて行ってほしいんや。」

看護師　「今は人がいないので無理です。午後まで待ってもらえますか。」

（30分後）

看護師　「（ナースコールを受けて）どうされました？」

患者　「（大声で）いつまで待たせるねん。」

看護師　「連れていける人がいないので無理なんです。」

患者　「それはそっちの都合やろ。ほったらかしか。どいつもこいつも。お前じゃ話にならん，責任者呼べ。」

Key Words  スティグマ，置き換え

解説
1. 意識は清明で，睡眠覚醒リズムも保たれており，注意の障害もなく，せん妄の可能性は否定的でした。
2. 医療者は大声で怒りを表出してくる患者さんを difficult patient と捉えていました。
3. 患者さんはこれまでの人生で，在日外国人としての**スティグマ**（Topics①）に苦しみ，さまざまな場面で不当な扱いを受けてきたことを診察時の会話のなかで話していました。薬の配薬間違い，売店に連れて行ってもらえなかったことなどがこれまでの不当な扱いと重なり，怒りを表出したものと考えらえます（**置き換え**：Topics②）。つまり，これまでの人生で自分に対して不当な扱いをしてきた人々（もしくは社会）への怒りを看護師に対して表出していると考えられました。

対応
- 看護師が伝えた「売店に連れて行ける人がいない」というのはまっとうな理由ですが，「こんな状況でわがままを言わないで」というメッセージとして受け取られる可能性もあります。そのため，主治医の立場で，まずは患者さんの要望・怒りはもっともなものであることを伝え，しっかり話を傾聴しました。
- 主治医は，病棟カンファレンスで患者さんの表出している怒りが本当はこれまでの人生において不当な対応をしてきた人々に向けられたものであることを共有し，看護師が患者さんの怒りを俯瞰できるように促しました。
- 患者さんから何らかの要望があった場合には，対応できる場合は対応し，すぐに対応できない場合には「○分後に対応します」と具体的な時間を伝え，できない場合には対応できないことに自分も申し訳ない，残念であることを伝え患者さんと同じ目線に立つことを心がけるようにしました。
- 医師は訪室時には定型的な質問，診察だけではなく，雑談を交えるようにして，患者さんとの信頼関係の構築を図りました。
- その後は，看護師に怒鳴ることもなくなり，逆によくやってくれていると感謝の気持ちを主治医に表出するようになりました。

3章 怒りが表出している患者さん

これまでの人生で不当に虐げられた経験がある患者さんでは、そのときの怒りが、置き換えとして医療者に現れることがあります。患者さんのバックグラウンドに目を向けることで、その怒りの原因がわかれば、「いつも怒ってくる患者さん」以外の捉え方ができるのではないでしょうか。

Topics 1

スティグマ

社会的な文脈において特定の個人や集団がもつとされる、否定的なラベルや烙印を指します。医療においても糖尿病や肥満の人に対する「怠惰な人」「自己管理ができていない人」といったスティグマが存在します。こういったスティグマによって多くの人が苦しんでいる現状があります。

Topics 2

置き換え

置き換えは医療現場でよく認められる防衛機制の1つです。ある物事や人に対して感じている感情を（その物事や人に表出すると不都合があるため），多くの場合無意識に他の物事や人に対して表出することです。

例えば，過活動型せん妄の患者さんの対応で大変であった夜勤の看護師さんが，朝に病棟に来た主治医に「先生，何とかしてくださいよ！」と詰め寄るような場合です（患者さんに怒りをぶつけるわけにはいきませんので）。ほかには，医師の対応に不満のある患者さんが，医師には不満をぶつけることができず，看護師さんに大きな声で怒鳴りつけたりすることがしばしばあります。「先生にはいい顔するよね」と看護師さんからよく言われることがありますが，これも置き換えが起こっていると考えられます。

置き換えというメカニズムを想定すると，患者さんが表出した感情が，本当は自分に向けられたものではないことを認識することができるようになり，その感情に対して冷静に対応することができるようになります。

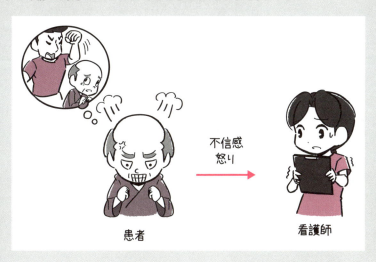

3章 怒りが表出している患者さん

あの先生変えてほしい

松田 能宣

症　例	20歳代，女性
病　歴	胸壁の肉腫に対して化学療法を行っていたが，一次治療後に腫瘍増大が認められた。Performance Statusの低下があること，有効な治療が確立していないことから二次治療は保留になっていた。主治医は40代の男性医師であったが，訪室して話しかけても患者は返事をすることなく，ずっと携帯電話の画面ばかりを見ていた。患者から看護師に主治医交替の希望が伝えらえていた（母親は主治医を信頼している）。患者が若年であること，患者とのコミュニケーションに困り，緩和ケアチームに依頼が出された。
心理社会的背景	家族は両親と患者の3人。治療の話など重要な面談には母親が来院していたが，父親は来院したことがない。母親によると父親は仕事人間で，患者との関わりは希薄で，家にいたときからほとんど会話がなかった。思春期になった頃から父親が患者の言い分を聞かずに叱りつけるときもあり，そのようなときに患者は強く反発していた。病気や治療のことは母親から父親に伝えており，患者と父親が話すことはなかった。

ある日の状況

主治医が血液検査の結果説明と診察のために訪室。

主治医　「具合はどうですか？」

患者　「…（携帯を見ている）。」

主治医　「貧血はよくなっているみたい。」

患者　「…（携帯を見ている）。」

主治医　「検査結果は机の上に置いておきますね。」

患者　「…（携帯を見ている）。」

主治医 「次の治療をどうするか，ご両親にも来てもらって相談しましょう。」

患者 「…(携帯を見ている)。」

主治医 「また来ますね。」

ナースステーションで緩和ケアチーム医師へ。

主治医 「嫌われているみたいで，主治医交替してもらったほうがいいと思います。」

Key Words 転移

解説

1. 医療者(特に主治医)は，話しかけてもそっけない態度しかとらない患者を，difficult patient と捉えていました。
2. 医療という選択肢を強要してくる(と患者さんが感じる)年上の男性主治医に対して，父親に対する感情を転移(Topics①)していると考えられました。
3. 医療現場では，医療者は時に厳しい病状を患者さんに突きつけざるをえない場合が多く，丁寧に対応していてもこのような転移によって患者さんと主治医の関係がうまくいっていないと考えられました。
4. 父親もおそらく関係性のうまくとれない娘(患者さん)に対して回避的な対応(仕事を理由に面会に来ない，妻に任せっきりにする)をしていると考えられました。
5. 主治医が交替してしまうと，父親と同じ対応(回避的対応)をしてしまうことになると考えられました。そこで，それでも主治医として変わらず訪室し，言葉をかけ続けることでより強い信頼関係の構築につながると考えました。

対応

- 主治医には，患者さんの態度の原因が主治医に落ち度があるわけではなく，父親に対する感情を主治医に転移していることを説明しました。これまでの主治医の対応を十分にねぎらうとともに，これまで同様，訪室し治療に当たることを推奨しました。
- 病棟カンファレンスでも主治医の対応が原因で表現されている陰性感情ではないことを多職種で情報共有しました。
- 緩和ケアチームは病気以外の生活のこと，趣味のことについての話題に触れ関係性を構築しつつ，主治医が難しい病気の治療について

文献を調べ，他院の医師に相談していることも伝えました。
- 主治医が訪室，声かけを継続していくなかで，患者さんは少しずつ主治医が話しかけると返事をするようになり，やり取りが増えるようになりました。
- その後二次治療を行い，しばらく治療を継続するうちに，骨髄抑制が強くなり，主治医，患者さん，母親と話し合い，抗がん治療は行わない方針となりましたが，主治医は最期まで訪室を続けました。

患者さんが，特定のカテゴリの医療者にのみ負の感情を向ける場合，具体的な原因があることが多いです。家族など近しい人間関係のなかで患者さんが苦しんだ経験がないか，その原因はなんだったのかがわかると，解決策につながるかもしれません。

Topics 1

転移

一般的には，患者さんが過去に(特に両親に対して)感じた感情や対人関係のパターンが，医療者との間に現れてくることを転移とよびます。例えば，患者さんが「あの看護師さんは私のことをぞんざいに扱う」といった不信感や怒りを表出している場合に，その患者さんが子どものころに両親に対して抱いていた感情(例「大事にされていない」)がしっかり解決できておらず，看護師さんとの間でその関係が再現されている可能性があります。

一般医療においては，転移という現象を理解しておくことで，目の前で起こっている患者さんとの関係性を客観視することにつながり，一定の治療関係を維持することに役立ちます。

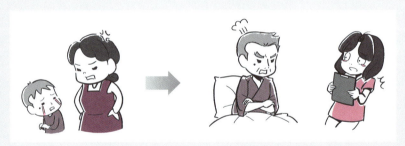

3章 怒りが表出している患者さん

手術さえしなければ

松田 能宣

症　例	60歳代，女性，家族介護者
病　歴	70歳代の夫が非小細胞肺がんの診断で肺切除術を受けた。しかし術後に抜管ができず，気管切開が行われた。その後肺炎，脳梗塞を起こし，人工呼吸管理となり意思疎通も困難になった。妻は毎日訪室し，患者に付き添い，外科主治医に繰り返し病状説明を求め，「医療ミスではないか」と訴えた。外科主治医より回復が難しいことについて何度も説明されたが，追加で実施可能な治療やセカンドオピニオンを強く求めた。また，手術を勧めた内科医師に対しても怒りを表出していた。このような状況に困った主治医から緩和ケアチームに依頼が出された。
心理社会的背景	夫（患者）と2人暮らし。仕事はパート。親しくしている親族もなく，天涯孤独だった30代に10歳以上年上の夫に出会い，30年以上2人で過ごしてきた。夫は包容力のあるとても穏やかな人であった。

ある日の診察

緩和ケアチーム訪室時。

医師　「こんにちは。主治医の先生から，ご主人のしんどさを和らげるお手伝いをお願いされて伺いました。」
　　　　（妻のケアが目的の依頼であることは言わなかった）

妻　「手術ミスでこんな風にされてしまって。手術する前は元気で話もできていたのに（外科主治医への恨みつらみを延々と語る）。」

医師　「とても大事なご主人なんですね。」

妻　「本当にいい人。私に怒ったこともない，穏やかな人。手術さえ受けなければこんなことにはならなかったのに（涙）。」

医師　「元気だったのに，手術を受けて悔やまれている…。」

61

患者　「"手術がいいと思います"と内科の先生が勧めたせいで…。私にはこの人しかいないんです。この人がいなくなったら，私も一緒に死のうと思います。とにかく何とかしてください。」

Key Words 🔍 置き換え，否認，両価性への対応，リソース

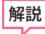

1. 夫の術後の経過を受け入れることができず，手術をしたことへの後悔と医療者への非難を繰り返し，患者が死ぬときは自死すると宣言している妻を，医療者は difficult patient と捉えていました。
2. 妻にとって夫（患者）はたった一人の家族であるというだけではなく，たった一人の理解者であったことが伺えました。
3. <mark>夫が抜管できない状態になってしまったことへの悲嘆が大きく，さらに，夫が今後回復しないかもしれないという予期悲嘆もあり，それが医療者への怒りとして表出されている</mark>と考えられました（**置き換え**，p.57 参照）。
4. <mark>病状回復困難であることを認めてしまうことは大事な夫をあきらめてしまうことになるため，無意識に考えないようにしている</mark>と考えられました（**否認**，p.111 参照）。

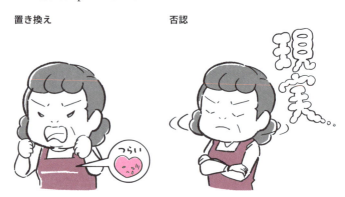

5. 妻は，「このまま回復しないかもしれない」という思いと「今後回復できるかもしれない」という**両価性**（Topics①）の思いをもっていると考えました。外科主治医，病棟スタッフは厳しい病状について繰り返し説明し，「このまま回復しない」ことを強調していました。そこで，緩和ケアチームとして同様の関わりをすることはかえって妻の「今後回復できるかもしれない」という思いをより強めてしまうと考えました。

対応

- 妻の「手術さえ受けなければ」という後悔，大切な人が寝たきりになり話もできなくなってしまったことのつらさに共感を示しながら丁寧に傾聴しました。
- 医療ミスであるという妻の訴えについては，否定や訂正はせず，「ああそうなんですね…」のように反応するよう心がけました。
- 今後の回復可能性については，妻の抱える両価性の思いをふまえ，「回復するといいですね」と声をかけるなど，「回復は難しい」ことを強調するほかの医療者とは異なる対応を行いました。
- 医療者への怒りや不満の長時間の表出は妻にとっても苦痛になると考え，訪室時にはご主人との思い出を伺ったり，世間話も適宜取り入れ，「いつも厳しい病状を突きつけてくる医療者」とは別の立ち位置を取るようにしました。
- 毎日来院するなかでほかの入院患者さんたちとの間に交流が生まれ，その入院患者さんたちが妻の話を聞いたり，医療と関係のない話題で盛り上がったりする様子がみられるようになりました。妻にはこのようなつらい状況でもほかの人とうまくコミュニケーションをとることができるリソース（Topics②）があると考え，医師もときどきその輪に入り，信頼関係を少しずつ構築しました。
- ご主人が亡くなるまでの半年間，波はありながらもご主人が少しずつ衰弱していく様子を受け入れていかれたようにみえました。
- ご主人が亡くなったときの自死を心配していましたが，そのようなことはなく，ご主人が亡くなった後も，ほかの患者さんに会いに病院に来ている姿がしばらくみられました。

医療の現場において，患者ご家族の悲しみは常に存在します。難しいとわかっていても希望を捨てたくない，そんな気持ちは皆さんもどこかで感じたことはあるでしょう。医療者の考える病状の理解を強いるのではなく，ご家族に寄り添う言葉かけを心がけましょう。

Topics 1

両価性への対応

人は相反する2つの考え，思い，信念をもつことがあり，これを両価性の考え・思い・信念といいます。本症例であれば，「回復するかもしれない」という考えと「このまま亡くなるかもしれない」という考えが両価性に該当します。一般的に両価的な考えについては他人から一方の考えを指示されたり，押し付けられるとその相反するほうの考えがより維持されやすくなると考えられています。

例えば，冬の朝，布団の中で学校に行くために「起きないといけない」という思いと「温かい布団の中でもう少し寝ていたい」という思いがあったとします。母親から大きな声で「いいかげんにもう起きなさい！」と大きな声で叱られたとき，「今起きようと思っていたのに，おかんのせいで起きる気なくなったわ」と「布団の中で寝る」という行動が強化されてしまいます。「そんな男との結婚は許さん！」と父親が娘に言えば言うほど父親の言うことを聞かなくなるのと同じ理論ですね。

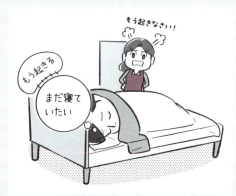

両価性への対応としては，一般的に好ましくない考えや行動に対する叱責・説教・説得をやめることです。加えて，もし好ましい考えや行動に対する発言がみられた場合には，その発言をうまく聞き返すことでより好ましい考えや行動を意識できるようになることがあります。

先ほどの寝坊の例だと，息子がたまたま「学校に行かないといけないのはわかっている」とつぶやいたときには，母親は「学校が大事だっていうことはわかってるんや…」と患者さんの言葉を繰り返すことができます。「本当にわかっているの？」「当たり前でしょ！」と叱りつけるのと違って，息子の言葉を繰り返しているだけなので，息子の"反論したい気持ち"は起きにくいです。

Topics 2

リソース

患者さんやその家族が困難な状況を乗り越えていくためにもっている要素をリソースとよびます。周囲でその人をサポートしてくれる人（友人，家族など）が考えやすいと思いますが，ほかにも過去に苦難を乗り越えた体験，その人の能力，技術，性格，お金，モチベーションなども含まれます。ときには失敗体験から得た学びもリソースとなることもあります。

患者さんや家族から話を聞くときには医学的な情報だけではなく，患者さんのこれまでの人生，仕事，家族のことなど雑談も交えて幅広く聞いて，リソース探しをしておくことがおすすめです。

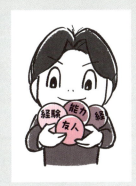

3章　怒りが表出している患者さん

生きていても意味がない

松田　能宣

症　例	70歳代，男性
病　歴	非小細胞肺がんに対して化学療法を行っていたが，薬剤性肺炎を起こした。ステロイド治療で改善を認めたが，Performance Statusが低下し，酸素療法も必要になり，積極的な抗がん治療は中止となった。在宅療養をしていたが，細菌性肺炎で入院。その後改善したが，呼吸困難が残っており，モルヒネを内服している。
心理社会的背景	大企業の役員まで務め，定年退職した。妻と2人暮らし。息子が2人いるがそれぞれ家庭をもっている。妻によると子どものしつけに厳しかったせいか，息子たちとの関係は疎遠とのことであった。予後については1カ月以上あると予想されていた。

ある日の状況

医師が通常診察のために訪室。患者さんはベッド上で臥位になっている。

医師　「具合はいかがですか。」

患者　「食事をするのにも時間がかかるようになった。こんな状態になってしまったら生きている意味がない。リハビリしても意味がないので昨日からお断りしています。モルヒネを使うぐらいなら，持続鎮静をしてほしいと思っています。家族には伝えたいことはすべて伝えて，いつ死んでも大丈夫なようにしています。」

医師　「それくらい息がしんどいんですね。」

患者　「ええ，何もできなくなってしまって，ただ苦しいだけです。」

医師　「自分のこともできなくなったら意味がない，そうお考えなのですね…。」

患者　「そうです。もう寝かせてほしい。」

医師　「ごはんも食べられて，まだ残りのお時間が週単位と予想されるなかで持続鎮静を行うのは難しいと思いますが，病院のほかの先生や，緩和ケアの専門の先生に確認してみますね。」

患者　「先生にご迷惑をおかけしてはいけないことはよくわかっています。よろしくお願いします。」

数日後

医師　「ご希望をしっかり伝えたうえで，みんなで検討してみましたが，やはり現時点で持続鎮静を行うのは難しいという意見でした。」（**鎮静の倫理的妥当性：Topics①**）

患者　「患者にこのまま苦しめということですか。当事者の私が受けると言っているんだからいいじゃないですか。そういうことなら食事を食べるのはやめにして早めに体を弱らせていくことも考えたいと思います。」

Key Words 自律性のスピリチュアルペイン

解説

1. 医療者は，リハビリやモルヒネなど，よかれと思って提案した治療を拒否し，一方的に持続鎮静を要求する患者さんを，difficult patient と捉えていました。

2. 患者さんはこれまでの人生で自ら努力して，さまざまなことを成し遂げてきたことが伺えました。おそらく自他ともに厳しい人だったと想像できます。そのような自分が**自分のことができなくなる，人の世話にならないといけないことは大きな苦痛である**と考えられました（**自律性のスピリチュアルペイン：Topics②**）。

3. 緩和ケアについても英文を含む多くの文献やガイドラインに自ら目を通して勉強していました。薬物療法・非薬物療法を含めて医療者に提案し，治療を選択するなど，医療に対しても能動的に関わっていました。**治療や病状についても自分自身でコントロールしたいという欲求**が伺えました。

4. 医療者が自分の思いどおりの対応をしてくれない場合にその理由を問い詰めるなど，**管理職としてのスタンスや家族への対応が医療者との間でも再現されている**と考えました。

- 患者さんの希望を担当医レベルで否定するのではなく，しっかり検討することが患者さんのこれまでの生き方を尊重することになると考え，実際に院内外の医療者に意見を求めるようにしました。そしてその結果（社会的に許容されない持続鎮静は行えないこと）を患者さんにしっかり説明する一方で，患者さんの希望はもっともなこと

であり，意向に沿えないことについては非常に残念に思うことを伝えました。
- 病棟カンファレンスでは，会社でも家庭内でも指示を出す立場にあった患者さんの生き方を尊重するという視点で，患者さんの具体的な要求にできる範囲でしっかり答えていくことがケアになることを共有しました。
- できなくなることが少しずつ増えていくこと，これでは生きる意味がないという思いは訪室時にしっかり傾聴し，患者さんの思いが妥当であることを言語的・非言語的に伝えるように心がけました。
- 患者さんは家族も鎮静に納得していると言っていましたが，妻からはできれば話せるうちは話したいという希望がありました。
- 訪室時の患者さんの語りのなかに患者自身が生きている意味を感じられる（家族にとって支えになっているなど）ことがあれば，とも考えましたが，会話による呼吸困難もあったため，必要最低限の要件だけを伝えるという患者さんのスタンス（おそらくこれまでの人生でも実践されてきた合理的な対応）に寄り添うことにしました。
- 持続鎮静ができないことを伝えた後に，食事や飲水をしなくなるのではないかと心配しましたが，実際は飲食を続け，細菌性肺炎が再燃したときにも抗菌薬の投与を受けていました。最期は細菌性肺炎をきっかけに CO_2 ナルコーシスになり，持続鎮静は行わずに永眠されました。

自分の苦しみは自分で管理したい（無理に苦しみたくない）と思われる患者さんもいらっしゃいます。医療者として，その考えを否定するのではなく，患者さんの気持ちにできるだけ寄り添って，治療方針を決めていくことが大切です。

Topics 1

鎮静の倫理的妥当性

4つの原則が挙げられます。

①相応性

患者さんの苦痛緩和を目指す選択肢のなかで，鎮静が相対的に最善であるということです。本症例では，自律性のスピリチュアルペインが今後の家族や医療者の関わりでも変化しないとは言い切れなかったこと，呼吸困難に対するモルヒネなどの追加治療が可能であったことから鎮静が最善の選択とは考えられませんでした。

②医療者の意図

鎮静を行う医療者の意図が苦痛緩和にあり，生命予後の短縮にはないことです。

③患者・家族の意思

患者に意思決定能力がある場合，鎮静を希望する明確な意思表示があることです。本症例では明確な意思表示を認めました。

④チームによる判断

意思決定は医療チーム内の合意として行うことです。本症例では患者さんに関わるスタッフで他職種カンファレンスを行うとともに，院外の鎮静についての専門家にも意見を求め，相談時点では持続鎮静の適応ではないと判断しました。

3章　怒りが表出している患者さん

Topics 2

自律性のスピリチュアルペイン

単純にいえば，自分でできていたことができなくなることによる苦痛のことです。自分1人でお風呂に入れない，トイレに行けない，食べることができない，寝返りも打てない，頭が混乱して考えがまとまらない（判断ができない），といったことで，「役に立たない」「家族に迷惑をかけている」など，無力感，自己の存在の無価値感，他者に依存しなければならない苦痛を感じます。

一般的な対応としては，なかなか難しいのですが，患者さんが抱えているつらさを慮りながら，医療者ができる日常生活の支援をしていくことが大切です。

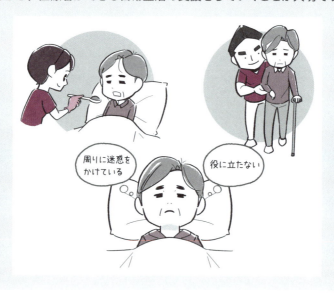

3章 怒りが表出している患者さん

何でもっと来てくれないんや

松田 能宣

症　例	70歳代，男性
病　歴	非小細胞肺がんで緩和ケア病棟入院中。病状進行に伴いADLが低下し，Performance Statusは3まで低下していた。一方，身の回りのことはできる程度の状態。意識は清明。
心理社会的背景	患者が小学校低学年のころに母親が亡くなった。20歳代で実家を出て，家族とは音信不通。未婚で一人暮らし，日雇い労働をしていたが，60歳代から仕事がなく，生活保護を受けている。飲酒はビール750 mL/日×50年，喫煙は20本/日×40年。

 ある日の診察

医療ソーシャルワーカーが呼ばれて訪室したところ，「入院してからケアマネジャーが全然連絡してこない，病院にも顔を出さない」と不満を延々語った。また，ナースコールを押して看護師がすぐに来ないことについて「自分は後回しにされている」と主治医に話し，看護師には，「主治医がちゃんと話を聞いて診察してくれていない」と訴えていた（実際には看護師，主治医ともほかの患者より多く訪問し，診察時間をとっていた）。

看護師　「（ナースコールを受けて）どうされました？」

患者　「そこのお箸を取ってほしいんや（自分で取れる距離にある）。」

看護師　「はい，どうぞ。」

20分後

患者　「（ナースコールを受けて）どうされました？」

患者　「腰が痛いんや。さすってほしい。」

看護師　「ちょっと待って，ごめんやで。今はばたばたしているから，痛み止めでいいかな。」

患者　「痛いのに，ほったらかしにするんか！」

Key Words 🔍 退行，リフレーミング

解説

1. 医療者は，自分でできることも医療者にしてほしいとお願いしたり，頻回の訪室を要求したり，さらにそれらの希望が十分に満たされないと不満を表出する患者さんを，difficult patient と捉えていました。

2. 患者さんの行動の鑑別のために，せん妄，脳転移，認知症，アルコール離脱などの評価を行いましたが該当する病態は認めませんでした。

3. 患者さんは学童期に母親を亡くし，十分に母親に甘える体験ができなかったため，病状進行したがんを抱える状況で**退行**(p.111 参照)することで，そのときに得ることができなかった愛情を希求していると考えられました。

4. 患者さんは小学校低学年時にいじめを受け，当時担任だった先生から「お前の人間性が悪い」と，助けてくれるどころか，人格を否定するような言葉を投げかけられたことを面接のなかで語りました。おそらく無意識ですが，医療者に対する頻回の訪室要求については，自分に価値があるかどうかの確認作業の側面もあったことが推察されました。

対応

- 病棟の多職種カンファレンスでは，患者さんの心理社会的背景を共有し，患者さんの言動を「わがまま」から「退行」，「自身の価値の再確認」に**リフレーミング**(**Topics①**)しました。

- 医療スタッフは患者さんが退行し，自分自身の価値を再確認せざるを得ない過去の体験に思いを馳せて，患者さんからの不満や怒りを患者さんの SOS として捉えることができるようになりました。

- また，患者さんの予後をふまえて退行はそのままにして，患者さんが子どものころに得られなかった愛情を伝えるために，母性的に関わることを心がけるようにしました。

- 業務調整をし，今まで以上に多職種訪室回数や訪室時間を増やすようにしたことで，患者さんのナースコールや苛立ち，怒りは減り，患者さんは最期まで穏やかに過ごすことができるようになりました。

患者さんの怒りの背景には、幼少期に甘えることができなかったことによる愛情の希求がありました。患者さんの要望すべてに応えることは難しいですが、怒りをSOSとして捉えることができると、患者さんへの接し方にも変化が生まれるかもしれません。

Topics 1

リフレーミング

ある人の（一般的にはネガティブな）ものの見方・捉え方について、（一般的にはポジティブな）別の視点から解釈して提示してみることです。再び(re)、フレーム（枠組み）を変えます。

例えば、子どものことを「落ち着きがない困った子」と思っている母親が何度も子どもを叱りつけて、うまくいかなくていらいらしているときに、「とても元気で活発なお子さんなんですね」とうまくリフレーミングできれば、母親が「まあ子どもなんてこんなものなのかもね」とイライラせずに過ごせるようになるかもしれません。

医療者の立場に立つと、「優柔不断な患者さん」を「慎重な患者さん」、「質問が多く外来が長引く患者さん」を「治療に熱心な患者さん」などとリフレーミングできるようになると、患者さんのリソースを見つけやすくなるかもしれません。

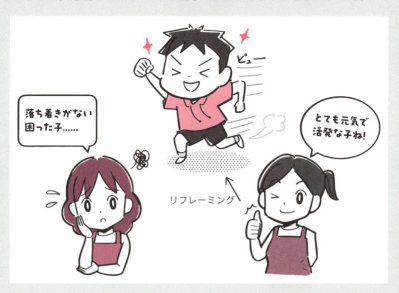

4章

不安が表出している患者さん

4章　不安が表出している患者さん

からだことばへの手当て

蓮尾 英明

症　例	70歳代，男性
病　歴	膵がんの病勢が著しく，診断から1カ月後にはPerformance Status 4となり，看取り目的の入院となった。主治医からうつ病を疑われて緩和ケアチームに紹介となった。
心理社会的背景	妻と2人暮らし。製造業に従事しており，診断の直前まで嘱託勤務していた。趣味は登山やマラソンなど活動的なもの。

ある日の診察

廊下側の暗い部屋でベッドに埋もれるように横たわっている。
緩和ケアチームの医師と看護師が回診。

患者　「(無表情で)しんどい…。」

看護師　「しんどいですよね…。」

患者　「…(取りつくしまがない雰囲気で沈黙)。」

医師　「(沈黙に耐え切れず)点滴しましょうか？ 元気がでる薬飲みますか？」

患者　「…。」

看護師　「(丁寧な身体ケアをした後で)しんどいですよね…。」

医師　「(丁寧な身体診察をした後で)しんどいですよね…。」

患者　「(泣きながら)つらいんです。早く逝きたい…。」

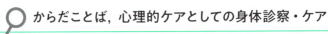
Key Words　からだことば，心理的ケアとしての身体診察・ケア

解説
1. 医療者は，取りつくしまがない雰囲気でコミュニケーションをとろうとしない患者さんを，difficult patientと判断していました。
2. 「しんどい…」は気持ちのつらさ，身体のつらさの両面を示唆しますが，当初，患者さんの意識下では，身体のつらさとして表出してい

76

ました(**からだことば**)。そのため,医療者が気持ちのつらさとして捉え,言語による受容的態度をとることに抵抗を示していました。
3. 患者さんの身体は,るい痩,特に上腕・大腿の薄くなった筋肉,浮き出た肋骨,突出した仙骨などが目立っており,たるんだ皮膚は短期間での身体的変化を物語っていました。その部分の触診といった**身体診察・ケア**(Topics①)は,身体のつらさとして訴えていた患者さんのニーズに沿うものでした。
4. **医療者の身体診察・ケアによる受容的態度**によって,身体のつらさが受容された患者さんは,無意識下にあった気持ちのつらさが表出するようになりました(意識上にあがりました)。

からだことばのイメージ

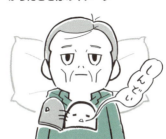

- 患者さんにとって,つらさを言葉として表出することに抵抗はないようでした。患者さんは主に喪失に対する悲嘆をぽつりぽつりと語りました。悲しみといった**気持ちのつらさ**(Topics②)は多分にありましたが,うつ病などの病的な状態ではありませんでした。
- その後しばらく気持ちのつらさを表出していましたが,次第に,実存的つらさの表出に移行しました(**つらさの包括的アセスメント**:Topics③)。特に,「早く逝きたい」,「何をしたらいいかわからない」などの時間存在(p.31)である人間としての実存的なつらさの訴えが多く,家族と医療者は手を握りながら耳を傾けました。

患者さんの「つらい」という言葉だけでは，思いを正確に読み取るのは難しいかもしれません。身体的つらさが見受けられる場合は，まず丁寧な身体診察が有用な場合があります。身体のつらさが和らぐと，次第に心のつらさ，思いを打ち明けてくださるかもしれません。

Topics 1

心理的ケアとしての身体診察・ケア

身体診察にはいわゆる「手当て」を通した心理的ケアの側面もあります。丁寧な身体診察は患者の存在承認を満たす行為であり，言語を超越した患者との相互作用を生み出します。

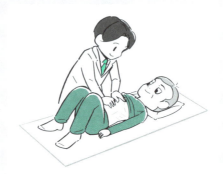

[心理的ケアとしての身体診察が有用な患者さん]
気持ちのつらさを身体のつらさと合わせて訴える患者さんが一定数いますが，直接的な心理的な関わりには抵抗を示します。そのため，気持ちのつらさを伝えることは医療者の邪魔になると考えている患者や，防衛機制（p.111 参照）が働くなかで気持ちのつらさに気づいてない患者さんは，よい適応になります。

[心理的ケアとしての身体診察が向いている医療者]
医療者からみると気持ちのつらさが大きくみえるが，患者さんは身体症状を訴えるときに，言語的にどのように対応したらわからない医療者は，まずは身体診察を行ってみることをおすすめします。

Topics 2

気持ちのつらさ

幅広い概念であり，感情面における不快な体験全般を含みます。主なものとして抑うつ，不安があります。以下のようなスペクトラムとして捉えるとわかりやすいです。

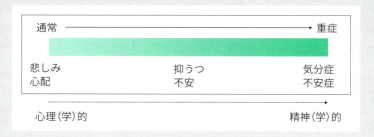

Topics 3

つらさの包括的アセスメント

つらさをさまざまな側面から系統的に評価する必要があります。図のように，つらさの緩和が図れる可能性が高いものから順に評価することが推奨されています。私見ですが，図の上のほうのつらさ（身体症状など）が緩和されると，下のほうのつらさ（実存的問題など）が表出してくることが多いように思います。

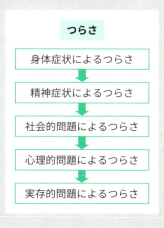

4章 不安が表出している患者さん

薬は怖い

松田 能宣

症　例	70歳代，男性
病　歴	前医で非小細胞肺がんに対して抗がん薬治療を行っていたが，Performance Statusが低下し，積極的な抗がん薬治療の適応はないと説明され，緩和ケア病棟に転院となった。もともとCOPDがあり，肺がん（原発巣），肺内転移が増大しており，呼吸不全を伴う呼吸困難を認め，2L/分経鼻カニューレで酸素療法を行っていた。SpO_2が90%未満になり呼吸困難が強くなった際，病棟看護師が酸素流量を上げることを提案したが，患者は断固として同意しなかった。また，病棟看護師から呼吸困難に対するモルヒネの投与についても情報提供されたが希望しなかった。息苦しそうにしている患者を見かねた看護師から「理解力がないので困っています」と，主治医に説得するように何度も依頼があった。
心理社会的背景	妻と2人暮らし。前医で経口抗がん薬治療をしていたときに悪心，下痢，肝機能障害を認め，それ以来薬を使用することが怖くなった。

ある日の診察

医師「看護師さんから，ずいぶん息がしんどそうって伺ったのですが。」

患者「しんどい。（2L/分経鼻カニュラで酸素吸入しているが，SpO_2 88%）」

医師「酸素下がっているみたいですし，増やしてみると少し楽になるかもしれません。」

患者「酸素はこのままにしてほしい。増やすとかえってしんどい。」

医師「酸素は増やすとかえってしんどいんですね。看護師さんからお話があったように，お薬で楽にする方法もありますよ。」

患者「楽にしてやろうという先生の気持ちはうれしいんやけど，薬は使いたくない。以前，大変な目にあったんや。」

医師「今回の薬は少な目から開始するのでたぶん大丈夫やと思うんですけど。」

患者「いや，薬は怖いんや。申し訳ないけど薬はやめといて。」

医師「わかりました。でもこれは耐えられへん，ってなったらいつでも言ってくださいね。」

Key Words  恐怖の汎化，ナラティブ

解説

1. 過去の薬剤使用時の副作用体験が強烈であったために，<mark>酸素療法を含む治療による副作用に対する過剰な不安を認める</mark>と考えられました。
2. この患者さんでは<mark>当初は薬に対する恐怖感だけであったのが，酸素に対する恐怖感にまで広がっており</mark>，**恐怖の汎化**（Topics①）が起こっていると考えられました。
3. 「苦しい患者を助けてあげたい」という考え（信念）は医療者（病棟看護師）にとって当たり前のことです。しかし，効果が期待できる治療があるにもかかわらず，その治療を拒否する患者さんに対して苛立ちを感じ，「理解力のない患者」というレッテルを貼ってしまい，医療者は患者さんを difficult patient と捉えていました。
4. 患者さんの「薬は怖いので使用したくない」という**ナラティブ**（物語）（Topics②）と医療者の「つらい症状は緩和するべきだ」というナラティブが交わっていない状況だと考えられました。

対応

- 主治医は病棟カンファレンスを開催し，病棟看護師の「つらい症状を何とかしてあげたい」という思いは妥当であることを伝えました（共感）。
- 患者さんの過去のつらい副作用体験について情報共有し，患者さんがわれわれの提案した治療を希望しない理由について伝えました。
- 「困っているのは患者さんではなく，患者さんが自分たちの思いどおりにならないわれわれ医療者ですよね」といった問題点を指摘はせず，上記対応で病棟看護師から「患者さんの希望を最大限尊重するのが緩和ケア病棟ですよね」という発言が出てきました。
- この患者さんは最後まで酸素流量の増加，モルヒネを含む症状緩和のための薬物治療は希望されませんでしたが，病棟看護師は呼吸困

難のケアとして小型扇風機を使用したりと，患者さんが受け入れ可能な対応をしっかり行い，患者さんもその対応に非常に満足されていました。
- 汎化してきていた恐怖に対しては直接的には扱わず，タッチングなど，身体を通した安心感を提供できるケアを行いました。

服薬を含め，治療に拒否反応を示す患者さんでは，過去に原因となるできごとがあった可能性があります。治療を拒む患者さん，としてだけ捉えるのではなく，患者さんの気持ちや希望をできるだけ汲んで，治療内容に繋げていく必要があります。

`Topics 1`

恐怖の汎化

特定の恐怖や不安を感じる対象が，もともとの状況や刺激に限らず，似たようなほかの状況や刺激にも広がっていく現象のことです。この過程により，最初に恐怖を感じた特定の物事や状況に対して反応を示していた人が，次第にそれに類似したものにも恐怖を感じるようになることがあります。

例えば，オピオイドで強い副作用が出た人が，ほかの鎮痛薬全般の使用に強い恐怖感を訴えるということはよく経験されます。

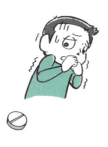
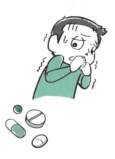

Topics 2

ナラティブ

「物語」と訳されることが多い用語です。同じ事実であってもその受け止め方や解釈はそれぞれ異なります。特にその人のなかで事実となっている物語のことをドミナント（支配的）ストーリーとよびます。

このドミナントストーリーをしっかり把握しないまま，医療者のナラティブを押しつけてしまうと，治療関係がうまく構築できなくなることがあります。患者さんの自然な語りを促すなかで，オルタナティブ（もう1つの）ストーリーが出てくることがあります。例えば「もしかすると，今回使用する薬では副作用は出ないかも」というストーリーがこれに該当します。

4章 不安が表出している患者さん

4章　不安が表出している患者さん

私のことを愛してほしかった

松岡　弘道

症　例	60歳代，女性
病　歴	10年前に大腸がん手術，5年前に乳がん手術，COPD，狭心症で大学病院に通院中。乳がんの経過観察中に肺がん（ⅠA期）の診断で気持ちの落ち込みがあり，精神腫瘍科受診。不眠，不安に対して10年以上前より，各種薬物療法を実施しているが，ずっと悪夢をみている。
心理社会的背景	同居していた両親が他界し，現在は独居。仕事は数年前に定年退職。

ある日の診察 ①

患者　「またがん告知を受けました。でもこれで3回目なので大丈夫です。先生，私，長年，嫌な夢ばかり見ます。追いかけられたり，迷ったり…。特に途中で目が覚めたあとは眠れません。悪夢のせいで日中の行動が十分にできない状態が続いています。」

ある日の診察 ②

患者　「また主治医が変わったのです。そんな病院信用できると思いますか？」

医師　「主治医が頻回に変わるとつらいですね。」

患者　「そうなんです。私は夢に苦しんでいるのに。」

医師　「夢についてもう少し教えていただいてもいいですか？」

患者　「誰かに追いかけられたり，迷路みたいなところで迷ったり…。」

（中略）

医師　「では，また来月お待ちしていますね。」

患者　（ゆっくりした動作で荷物をまとめ）退室される

　　　　「それで先生，対応がひどくてですね。そう思いませんか？」

＊診察終了後，再度入室し病院への不満を話される。診察時間は毎回30分程度，ほぼ一方的に話す。こちらの問診や労いには反応せず，表面上の会話で終わる。

ある日の診察 ③（数回後の外来）

患者　「手術が無事終わっても変わりません。先生，私はなぜこんな夢を見るのでしょうか？」

医師　「夢について，かなり困られていることがわかります。どうやったら夢が変わりそうでしょうか？」

患者　「そのためには原因が重要ですね。」

医師　「何か思い当たることでもありますか？」

患者　「いやあ，特に…。（沈黙）」

医師　（沈黙）

患者　「もしかして私の一人暮らしと関係ありますか？」

医師　「近くの地域でのつながりができるようなサークルとかにご参加されたりするのはいかがでしょうか？」

患者　「いえ，私は一人での生活に慣れておりますので。」

＊発話量が豊富になる背景には，独居の孤独感，不安感が影響していると考え，地域での活動などを推奨したが，「そういう問題ではありません」，「地域での活動やデイケアなど子供の遊びみたいで馬鹿らしいと思ってしまうのです。ごめんなさい」と表現され希望されず。

ある日の診察 ④（さらに数回後の外来）

患者　「先生には毎回30分も聞いてもらって申し訳ないと思っています。誰にも話をしていないのですが，気になることがあるので聞いてもよいですか？　私は，両親に放任主義的な養育態度で育てられ，親に関わってもらった感覚があまりないのですが，関係ありますか？　兄の入院の際には，両親は見舞ってくれたのに，自分の入院時には見舞いがなかったのです。でも，自分が結婚しなかったのは母のためです。母と一緒に生きていこうと思いました。父の看取りも全部自分がしました。」

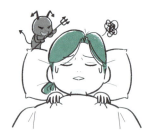

Key Words 🔍 悪夢障害，愛着障害，回避性愛着パターン

解説

1. 医療者は，病院への不満を一方的に長々と話し，医療者からの提案に興味を示さない患者さんを difficult patient と捉えていました。
2. 脚のむずむず感や発声はなく，レストレスレッグス症候群（むずむず脚症候群），レム睡眠行動障害の診断基準は満たさず，**悪夢障害**と診断しました。
3. 悪夢障害では，恐ろしい夢を詳細に想起し，その夢への恐怖のために睡眠が中断される症状がみられます。理由として睡眠の後半（夢をみるレム睡眠が増える時間）に中途覚醒が起こりやすいことが想定されています。
4. 悪夢の内容は本人の自尊心や生命などを脅かすものが多く，その原因としては，家庭の問題などの慢性的な心理的緊張状態が関係していることが多いです。PTSD の一症状に悪夢があります。PTSD の引き金となった外傷的なできごとが明確で，そのできごとにまつわるシーンが睡眠中に夢という形で再体験され続けるので，同じパターンの夢を繰り返します。
5. 悪夢障害は，**愛着障害（Topics①）**による**回避型愛着パターン（Topics②）**との関係が示唆されています。
6. 回避型愛着パターンの患者さんはちょっとしたことで傷つきやすく，易怒的で，all or nothing（好き/嫌い，ある/ない）な思考様式，過去の失敗や恐怖をいつまでも引きずるなどの特徴があります。「怒ると手がつけられない」など，コミュニケーションが難しいと周囲からはみられていることが多いようです。
7. 両親からの愛情が不十分であったため，対人関係は浅いことが多く，人との適切な距離感がわからない，愛し方がわからないなどと訴え

ます。

8. 大人になると自分の意志で選択して行動する機会が増えますが、好奇心や積極性、自己肯定感が適切に育まれていないためにアイデンティティの確立ができず、自分の存在価値について悩み、さらに自己肯定感が低下するというケースが多いです。
9. 本症例でも、両親に放任主義的な養育態度で育てられ、大人になってからは過度の愛情表現を両親に示しており、「自分が結婚しなかったのは母のため、母と一緒に生きてきた」、「父の看取りも全部自分がした」、「兄の入院の際には見舞ってくれたのに、自分の入院時には見舞いがなかった」などの語りがありました。
10. 医師は、悪夢障害の原因となる愛着障害を、患者さん自身に気づいてもらうべきと考えました。

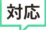

- 愛情を感じられなかった幼児期について、**ゲシュタルト療法のEmpty Chair技法**（Topics③）を用いて、患者さんが幼少期の自分に「○○ちゃん（女性の名前）どうしてほしいの？」と声がけしたところ、「私は愛してもらいたかったんですね」と流涙されました。
- 回復には頼れる場所・人の存在が重要であることを説明したところ、当院外来以外にはないとのことだったので、まずは安定した二者関係の構築を深めていくことにしました。
- 家に引きこもる傾向を認めたので、日中の散歩などの適度な運動を推奨しました。
- パラメディカルスタッフが睡眠衛生指導を行い、入浴、メラトニン受容体作動薬の眠前→就寝数時間前の投与を行い経過観察しました。両親へのアンビバレンツな感情に数カ月間苦しまれましたが、その後、"両親への感謝の念、および相反する葛藤の念をそれぞれ感じることで、自分の人生をこれから生きていこうという気になった"と語られ、悪夢はみるが頻度は減り、日中の行動への影響はなくなりました。

話すだけ話してこちらの話を聞いてくれない，そんな経験があるかもしれません。幼少期に愛着関係を築けていないと，大人になって人との距離感に問題を抱えてしまう方もおられます。医療者の介入によって，患者さん自身にそのことを気づいていただくことが大切です。

Topics 1

愛着障害

愛着障害とは，幼少期になんらかの原因により，両親など特定の養育者との愛着形成がうまくいかず問題を抱えている状態のことをいいます。原因には諸説ありますが，今回は環境要因(不適切な養育)と生理学的要因(脳機能)の2点からみていきます。

虐待などの不適切な養育を受けた子どもは，愛着障害のリスクが高くなることが知られています。虐待には①身体的虐待(暴力など)，②性的虐待(子どもに性的な行為をする，させるよう強要する)，③心理的虐待(暴言，意図的な無視，DVの目撃など)，④ネグレクト(食事を作らないなど)などがあり，どれも愛着障害の発症に繋がることがあります。このような不適切な養育を受けることで愛着障害の発症リスクが高まるのはもちろんのこと，成長するにつれ重篤な精神疾患に推移するリスクが高いことが指摘されています。

また愛着障害児は定型発達の子どもと比較して，脳機能にも違いがあります。報酬の有無にかかわらず脳の活性化を認めず，腹側線条体(欲求が満たされたときに活性化し，快の感覚をもたらす部位)という神経系の賦活が乏しいと考えられています。対人不信感が強く，褒め言葉にも反応が乏しいという特徴がありますが，これは快楽を感じさせる機能が低下しているためと考えられています。

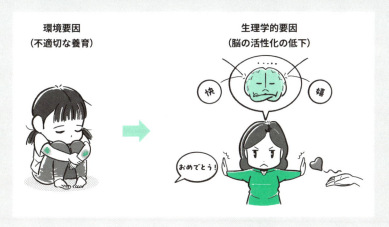

Topics 2

回避型愛着パターン

回避型愛着パターンは，子どもでいえば母親と離されてもほぼ無反応で視線を合わせなかったり，自分から抱かれようとしないのが特徴です。ストレスを感じても愛着行動を起こさないタイプであり，人口全体における正確な発症率は文化や集団により異なる可能性がありますが，約15％にみられます。幼いころから児童養護施設で育った子どもや，親があまり世話をせずに放任している場合にみられます。成長すると，自身の孤独感や不安についての話題を避ける傾向があります。

Topics 3

ゲシュタルト療法の Empty Chair 技法

「Empty Chair」とは，空いている椅子のことを指し，患者さんが自己や他者，または過去・現在・未来の人物や対象との内面的な対話を行うための手法です。実際に2つの椅子を準備して実施してもらうことが多いです。これにより，自身のこうありたいという像とこうあるべきという像の対立に気づくことで，安定した自己になることを意図します。

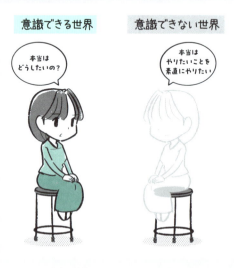

4章 不安が表出している患者さん

言葉ひとつで仏にも鬼にもなる

松岡 弘道

症　例	40歳代，男性
病　歴	約2年前に大腸がんIV期の診断で外来化学療法施行中。化学療法の周期と関係なく食欲不振が続き，当初うつ病が疑われたが，精神科でうつ病は否定され，心療内科に紹介となった。紹介時，オピオイド，漢方薬，PPI，消化管運動改善薬など，多数処方されている。
心理社会的背景	妻と2人暮らし。偏差値の高い高校・大学を卒業。几帳面で真面目，神経質でこだわりが強い性格（妻の話による）。

ある日の診察

患者　「食後に胃が痛くて食べられない。すぐに詰まった感じになる。喉もふさがるように感じます。いろんな鎮痛薬や麻薬も効きませんでした。主治医にアルプラゾラムを処方してもらいましたが，まったく効果がありません。自分でも気晴らしをしたり，不本意ながら勧められたカウンセリングにも通ったり，いろいろ工夫しているんです…。胃に何か異常がないのでしょうか？」

医師　「痛くて食べられないのはつらいですね。原因についてはどのようにお考えですか？」

患者　「胃カメラで"異常なし"なので，私は何か目にみえない身体異常があるのではないかと思っています。」

身体診察を実施し，対光反射が弱いこと，呼気時に脈拍が30拍/分程度低下する状態をフィードバックし，交感神経が過緊張な状態，自律神経が不安定な状態であることを伝えた。

医師　「以上のような所見がありますので，交感神経が過緊張な状態を改善し，自律神経を安定させていけば，もう少し食べられるのではないかと考えます。病名でいうと"機能性ディスペプシア"といいます。おっしゃるように胃の感覚が過敏になっている，動き方が悪いといった身体疾患になります。ご自身はどう思われますか？」

患者 「はい，そう思います。やはり診察上も身体に異常があったのですね…。原因がわかってよかったです。どうしたらよくなりますか？」

医師 「これから一緒に治療方針を検討したいと思いますが，薬を使う方法とそうではない心理療法があります。何かご希望はありますか？」

患者 「これまでさんざんいろいろな行動を変えたり，メンタルの問題じゃないかとカウンセラーに相談したりしてきたので，心理療法は効果がなさそうなので，薬が必要ではないかと考えています。今の痛みと食欲がなくすぐに詰まった状況を改善できますか？」

医師 「改善にはこのロラゼパムという薬剤がよいと思います。これはすばらしい薬です。肝臓と腎臓に非常に優しくて，ほかの薬との飲み合わせや副作用の心配はあまりありません。抗がん薬により肝腎機能が不安定になりやすく，ほかの薬剤も使用しているあなたにはお勧めです。ときに少し眠たくなる可能性はありますが，抗えないほどの眠気が出ることはまれで，多くは仕事に影響は出ません。万一眠気が出たら，もっと弱い薬剤があるのでご安心ください。
胃腸は心の鏡というように，テストの前に緊張して胃が痛くなったり，食べられなかった経験はありませんか？ 交感神経が過緊張状態では肩こり，頭痛などと同じく，疼痛閾値（痛みの感じやすさ）が低下してしまいますので，副交感神経を優位にすることで痛みの改善が期待できます。また，副交感神経を優位にすると血流がよくなり，胃がしっかりと動いてくれますので，食べられるようになります。もし効果がいまいちでも薬を追加する方法もあるので，ご安心ください。」

Key Words 機能性ディスペプシア，咽喉頭異常感症，プラセボ効果

解説

1. 医療者は，検査で異常を認めない原因不明の身体症状を訴え，身体的にも異常なく，向精神薬などの薬物療法も無効な患者さんを，difficult patient と捉えていました。
2. 機能性ディスペプシア（Topics①）で，食後のもたれ感と早期飽満感の両方あるいはいずれかを有するものを食後愁訴症候群（postprandial distress syndrome：PDS），心窩部痛と心窩部灼熱感の両方あるいはいずれかを有するものを心窩部痛症候群（epigastric pain syndrome：EPS）といい，本症例はその両方の特徴をもっていました。
3. しかし，喉がふさがる感じを同時に訴えており，主治医から処方されていたアルプラゾラムも無効でした。喉がふさがる感じは咽喉頭異常感症（Topics②）と診断されることが多く，これはヒステリー球，梅核気などとほぼ同義で使用されます。症状に心理社会的な要因が関わっているサインになります。
4. このような患者さんには必ず解釈モデル（p.23 参照）を先に聞いてから，治療方針を検討することが大切です。この患者さんは，"自分の症状の原因は身体疾患である"という強めの解釈モデルをもっているので，"心理的な問題が原因である"という説明は入らない可能性が高いと考えました。解釈モデルに合わせて説明するとプラセボ効果も相まって説明が入り，薬剤が効く可能性も高まると考えられました。
5. 薬剤は効くタイミングで効くように処方しないとうまく効きません。まず，薬を内服したいのかどうかを確認し，内服希望があることを確認します。
6. この症例ではアルプラゾラムは無効で，ロラゼパムが有効でした。これは，後者を処方したときに患者が納得できる病態を提示したうえで処方したために，薬効以上の効果が出たと考えられます。

対応

- 薬剤を使用したくない患者さんに薬剤を処方すると効果が出なかったり，副作用が出ることがあるので，内服希望があることを確認しました。

- 薬の意味づけをするために，患者さんが自分の病態をどのように考え，どうすればよくなると考えているか（解釈モデル）を確認しました．
- 患者さんは「胃に何かの身体的異常があるのでは」という解釈モデルをもっていたので，身体症状をターゲットとした薬であると説明することが最も有効と考えました．
- アルプラゾラムとロラゼパムの薬効に大きな違いがあるとは考えにくいですが，ロラゼパムをまったく別の薬（アルプラゾラムは嘔気止めという認識でした）と位置づけて患者さんに提示しました．
- 本症例では，ロラゼパムを①心身をリラックスさせ，②副交感神経優位にして痛みを感じにくくし（EPS改善），③胃の動きをよくすることで詰まった感じを改善する（PDS改善）薬剤として定義づけることで患者の期待を高めて，プラセボ効果（Topics③）が加わることを意図しました．
- 解釈モデルに合わせて説明するとプラセボ効果も相まって薬剤が効く可能性が高まります．ここでは身体症状の治療薬と定義して処方していますが，精神症状（こだわりが強い神経質な性格）への効果も少し期待しています．ただし，患者さんの解釈モデルに精神症状はなかったので，あえて伝えませんでした．
- その後，1週間後には胃の痛み，2週間には喉と胃の詰まり感の軽減が得られました．好調時の8割程度まで食事量が回復したことで，復職が可能になりました．

機能性ディスペプシア・咽喉頭異常感症は，どちらも検査で身体的異常を見つけにくい疾患であることを覚えておきましょう．また，患者さんの「こうに違いない」という考えが強いときは，それを肯定する形で（解釈モデルを優先して）治療方法を提示すると，同じ内容を伝えるにしても，効き目が変わってくるものです．

Topics 1

機能性ディスペプシア（functional dyspepsia：FD）

機能性ディスペプシアは，消化不良の症状を伴うが，上部消化管内視鏡検査などで明確な器質的原因が特定できない状態を指します。世界的には，成人の約10〜30％が機能性ディスペプシアの症状を経験しており，罹患率が最も高く，QOLも低下させる機能性消化管疾患の1つですが，認知度は高いとはいえません。

機能性ディスペプシアの病型は，食事をとるとすぐに満腹感を感じたり食後に膨満感が続く食後愁訴症候群（PDS）と，上腹部の痛みや不快感が主な症状で，食後に悪化する心窩部痛症候群（EPS）に分けられますが，両方が重複する病型もあります。症状は，消化管運動機能障害（胃底部弛緩不全，胃排出遅延など），消化管知覚過敏（ガスや膨満に対する過敏症を伴う知覚過敏など），および胃・十二指腸の炎症によって起こると考えられています。

消化管運動改善薬や漢方薬などで改善することもありますが，難治例も比較的多く存在するため，本症例のように心理社会的因子が影響しているような症例では心療内科などの専門医へのコンサルトが望ましい病態です。

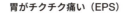
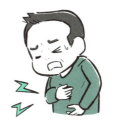

食後の胃もたれ（PDS）　　胃がチクチク痛い（EPS）

Topics 2

咽喉頭異常感症（→p.25 Rome IV分類 参照）

喉の異物感や圧迫感を伴う症状で，実際には身体的な異常は認めないことが多いのが特徴です（一部，逆流性食道炎などの身体疾患が原因のこともあります）。DSM-5-TRでは身体症状症や不安症の病名になることもありますが，患者さんが精神的な要因について否定的な解釈モデルをもっている場合には，身体症状として捉えたほうがよい場合もあります。

精神的な緊張やストレスが，喉の筋肉を緊張させ，異物感を引き起こしたり，抑圧された感情が身体に現れ，喉に圧迫感を感じます（心理的要因）。また，喉周辺の感覚神経が敏感になり，通常では感じない感覚を異常と捉えたり，自律神経の乱れから喉の緊張や違和感を引き起こすことがあります（神経生理的要因）。その他，乾燥した環境や声の使い過ぎなどが影響することもあります。病気の概念，悪化要因，対処方法といった心理教育のほかに，半夏厚朴湯などの漢方薬や，抗不安薬，抗うつ薬などの処方が有効な場合が多いです。

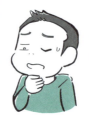

Topics 3

プラセボ効果

プラセボ効果は，本来は薬としての効果をもたないプラセボを服用して得られる心理的・生理的な反応です。患者さんがよい治療を受けていると信じることでその治療の効果は高まります。また，患者さん自身が，「内服している薬剤がプラセボである」とわかって内服しても効果があることもわかっており，その機序は複雑ですが，一般的に以下のような機序が考えられています。その反対をノセボ効果といいます。

1. 期待	患者が治療による改善を期待すると，脳が報酬系を活性化させ，エンドルフィンやドーパミンなどの神経伝達物質が放出されます。これにより，痛みが軽減されたり，症状が改善されることが数多くの研究で報告されています。
2. 信頼関係	医療従事者との信頼関係が強いと，患者はより強いプラセボ効果を感じることがわかっており，医師の信頼性や説明の仕方が影響します。
3. 条件づけ	過去の治療で症状が改善した経験があると，次にその治療を受けたときにも効果が出るという条件づけが起こります。
4. 生理的反応	プラセボ効果は生理的な変化も伴います。免疫系の活動が活発になったり，ストレスホルモンのレベルが変化することが報告されています。

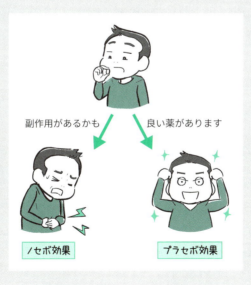

4章 不安が表出している患者さん

私を見捨てないで

松岡 弘道

症　例	30歳代，女性
病　歴	約3カ月前にスキルス胃がんIV期と診断され，肝転移，骨転移を認め緩和ケアチームに紹介となった。オピオイドなどで痛みに対する治療を行ったが，十分には除痛できず，画像所見とは一致しない胸と頭の痛みの訴えが続いていた。
既往歴	20歳代，適応障害
心理社会的背景	父がアルコール依存で，両親は不仲で幼少期に離婚し，母親に引き取られた。母親は仕事や別の男性と過ごす時間が多く，孤独感が強かった。学校ではいじめを受けていた。

ある日の診察 ①

メイクとマニキュアはしっかりしている。

患者　「胸と頭が痛くてたまらない（Numerical Rating Scaleはずっと10）。早く何とかしてほしいです。」

医師　「どこがどのように痛いですか？」

患者　「とにかく痛いんだから早く何とかして！」

ある日の診察 ②

緩和ケアチームの看護師が訪室。

看護師　「つらい状況でよく頑張っていらっしゃいますね。」

患者　「あなたはほかの看護師とは違う。あなたしか私をわかってくれていない。あなただけが頼りです。」

ある日の診察 ③

別の日，緩和ケアチームの看護師が訪室。

看護師　「痛みのほうはいかがですか？」

患者　「何も変わらない。期待して損した。あなただけは違うと思ったのに結局一緒。裏切られた。もう来なくていいです。」

看護師　「…。」

 ## ある日の診察 ④

主治医より現治療の効果がなく，腫瘍が増大していることが伝えられたあとでの診察。

患者　「痛みが強くなっています。」

医師　「そうですね，同じ場所で痛み方は同じ性質でしょうか？」

患者　（うつろな表情で目を閉じ，周囲の状況を遮断したように見え）
「今，何と言われましたか？ わからないです。」

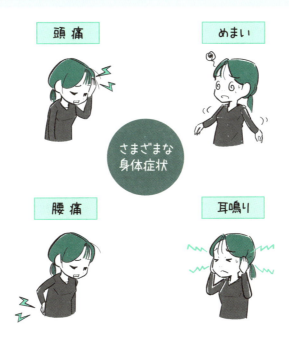

Key Words ボーダーラインパーソナリティ症，身体症状症

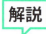
解説

1. 画像所見では説明のつかない症状を中心に訴えて，医療者をあなたはいい人，あなたはダメな人とラベル付けするといった行動をとる患者さんを，医療者は difficult patient と捉えていました。
2. この患者さんは，ボーダーラインパーソナリティ症(borderline personality disorder：BPD)を背景にした**身体症状症**と考えられました。
3. 身体症状症の一般人口における有病率は約 5～7％とされており，単純計算で 20 人に 1 人はこうした患者さんである可能性を念頭において治療にあたる必要があります。
4. 診察①のような身体症状症の例としては，頭痛，筋肉痛，関節痛など，医学的原因が明らかでないにもかかわらず，患者が痛みを強く訴えるケースが典型的です(医学的に原因があっても過度にとらわれて苦痛を感じている場合も同様です)。
5. 中核葛藤概念(p.17)が身体症状症の根っこにあり，さまざまな身体症状が生じ，これにアプローチできていない場合は，1 つの症状が治っても別の症状が出てきて(シンドローム・シフトといいます)，治療がうまくいかないことが多いです。
6. BPD の原因は，複数の要因が複雑に絡み合っていると考えられています(ボーダーラインパーソナリティ症について：Topics①)。
7. この患者さんでも環境要因や心理的要因の関与が疑われました。家族歴に BPD や気分症がある場合，発症リスクが高まります。
8. 診察②では，典型的な Splitting(Topics②)がみられます。このように，医療者を「良い」または「悪い」と極端に評価することで，自身の不安定な感情を外部に投影(自分が攻撃的な感情をもっているとき，その感情を相手がもっていると感じる)する状況は BPD に特徴的です。また，理想化(診察②)とこきおろし(診察③)も特徴的です。
9. 診察④では，ストレスが高い状況に直面したことにより，患者さんは一時的に自分の感情や状況を感じ取れなくなる解離(p.110 参照)を示しています。これは，不安から逃れようとする心理的な防衛機制(p.111 参照)です。解離は感情の調整が困難になったり，感覚が不安定になったりしたとき，現実を遠ざけようとして起こることが多いため，筆者は BPD の診察において重視しています。

10. BPDの病態水準をみていくには，**カーンバーグの構造化面接**（Topics③，④）の考え方が役に立つことが多いです。

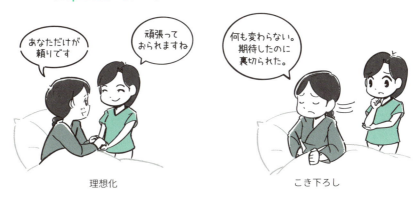

理想化　　　　　　　こき下ろし

対応

- BPDの対応においては，医療者全員が「一貫した行動」をすることが重要です。つまり，医療者によって対応が異なることがないようにすることです。
- 多職種チームで協力して心理的サポートを行うため，定期的なミーティングを開催し，この患者さんの行動についての理解を深めるようにしました。
- 患者さんが無理な要望をしてきた場合にはできない理由を説明しました。無理な要望に応えたり応えなかったりといった，医療者によって対応が変わることがないようにしました。
- 医療者であっても，怒りをむけてくる患者さんに対してよい感情はもちにくいと思います。そこで緩和ケアチームは「患者さんが悪いのではなく，患者さんに取り憑いたBPDが悪い」というように，BPDを外在化する工夫をしました。
- 患者さんは自身の感情をうまくコントロールできず，攻撃的な言動で人間関係を破綻させてしまう体験をこれまでの人生で繰り返してきたと考えられました。攻撃的な感情を医療者に向けてしまったとしても，医療者との関係は維持されていくのだという体験が必要とされていると考えました。多職種でこれを共通の意識において，しっかり関わるようにしました。
- 医療者が訪問する定期的な時間を決めて（治療契約，p.16），その時間は丁寧につらい気持ちに寄り添って対応するようにしました。
- このような対応を続けることで，患者さんの解離はなくなり，医療

者に怒りを向けたり，ラベル付けをすることは少なくなっていきました。それに伴い，胸痛と頭痛も改善していきました。

原因が一見わからない身体の痛みを訴え，感情が一定しない患者さんは，本症例のようにボーダーラインパーソナリティ症のことがあります。医療者のラベル付けも，この疾患では典型的です。こうした知識があるだけでも，患者さんを俯瞰的に見ることができるようになるのではないでしょうか。

Topics 1

ボーダーラインパーソナリティ症（BPD）について

ボーダーラインパーソナリティ症の要因には，以下のようなものがあり，これらが相互に影響し合うとされています。

遺伝的要因	感情調節に関わる遺伝子など
神経生物学的要因	扁桃体や前頭前野が感情調整にうまく機能していないことなど
環境要因	幼少期における身体的・性的虐待，ネグレクト，家庭内の不安定な環境，不適切な養育などのトラウマ体験
心理的要因	感情的な過敏性やストレスに対する脆弱性

リストカットはBPDの代名詞のように考えられることがありますが，抑うつ症，双極症，心的外傷およびストレス因関連症，神経発達症などほかの精神疾患でも起きることがあるので，ほかの症状を十分に見極めたうえで慎重な診断が重要です。

診断に時間がかかることもあり，他院からの診療情報提供書などにはBPDと記載されるより，うつ状態，適応障害のように記載されていることが多いです。本症例でも適応障害と記載されているのみでした。

アメリカ精神医学会の診断基準であるDSM-5-TRでは，以下の9つの基準のうち5つ以上が当てはまる場合，BPDと診断されます。

①見捨てられることを避けるために，必死の努力をする。
②対人関係の不安定さがあり，理想化とこき下ろしを繰り返す。
③不安定で持続的な自己イメージや自己認識。
④衝動性が少なくとも2つの領域でみられる（例：浪費，性的乱行，薬物乱用，無謀な運転，過食）。
⑤繰り返される自殺行為，ジェスチャー，脅し，または自傷行為。
⑥気分の不安定さ（強い気分の変動）。
⑦慢性的な空虚感。
⑧不適切で強い怒りや，怒りをコントロールできない。
⑨一過性のストレス関連の妄想や重度の解離症状。

4章 不安が表出している患者さん

Topics 2

Splitting（スプリッティング）

物事や人々を極端に「良い」または「悪い」に分ける防衛機制の1つです。
BPDの患者が世界や他者を「すべて良い」か「すべて悪い」という極端な二極で捉える認知スタイルが有名です。

Topics 3

カーンバーグの構造化面接①

オットー・カーンバーグによって開発された，人格を評価するための面接法です。特にBPDやほかのパーソナリティ症群の診断と評価に用いられます。カーンバーグの理論は，人格を神経症圏，境界性（神経症圏と精神病圏のボーダーライン），精神病圏という3つの水準に分けて考えます。

神経症圏：精神的な苦痛を伴いながらも，現実認識に大きな障害がない状態を指します。不安症，強迫症，恐怖症，うつ症状などが含まれます。現実感覚を失うことはなく，一般的には社会生活を送ることができますが，感情の調整やストレスの対処が困難になることがあります。

精神病圏：現実認識に障害が生じる状態を指します。精神病性障害（統合失調症，妄想症など）では，幻覚や妄想が現れ，現実との区別がつかなくなることがあります。社会生活において重大な支障をきたすことがあり，治療が必要な場合があります。

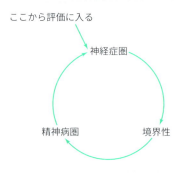

Topics 4

カーンバーグの構造化面接②　具体的な進め方

以下のような順番で評価を行います。

＜受診の理由を意識することで病態水準を診たてる＞

ポイント：「誰が何に困っているのか？」に注目する。

われわれは風邪の症状がつらくて（風邪の症状に困って）内科を受診したり，虫歯に困って歯科を受診します。したがって，われわれの考えの大前提として，患者さんは「自分が何かの"症状"に困って病院に来る」と思う傾向があるかもしれません。しかし，家族が本人（およびその訴え）に困って受診を勧めているケースもあります。受診の理由には大きく分けて，自分の判断，他人の勧め，強制的，の３パターンあります。この受診パターンだけでも，患者さんの精神障害や自我機能の水準が推測できます。自分の判断で受診した場合，精神医学的診断なし（正常），身体疾患（心身症），神経症圏までの病態です。一方，他人の勧めまたは強制的に受診された場合は，患者さん本人はそこまで困っておらず（多少困っている場合もありますが），周囲の家族などがより困っている場合が多いです。この場合，BPD以上の重度の精神疾患である可能性が高まります。いずれにしても医療者のみが困る治療構造（枠組み）での治療は原則としてうまくいかないことに留意して，患者さんやご家族にも困っていただく必要があります。

＜まず聴くべきこと（神経症圏までかどうか？）＞

ポイント：「どうなりたいか？」，「何をどのように治したいか？」の回答内容に注目する。

これは，正常〜神経症圏までの病態かどうかみる問診術としてきわめて有用なので，覚えておくと役に立ちます。この際に注目すべき点は，「明確に理解が可能な回答かどうか？」をみることです。神経症圏までの病態であれば，「手洗いが止まらず自己嫌悪になる」，「原因不明の症状でどこにいってもわからない」，「気分が落ち込んでどうしてよいかわからない」，「病気についての今後が心配でたまらない」などと理解可能な回答が返ってきます。一方で，「自分が嫌いでたまらない」，「親に理解してもらえない」，「○○先生の対応がありえないので，どうなっているのか？」などの回答の場合はボーダーラインより重度の病態水準である可能性が高まります。

＜次に聴くべきこと(精神病圏を除外する)＞

ポイント：「あなたは自分をもともとどんな人だと思っていますか？」

これは，特に精神病圏の病態かどうかをみる問診術として有用です。通常は，「私は神経質です」，「大雑把な人間です」，「恥かしがり屋です」などの回答が返ってきます(内容に一貫性があるかどうか，後日でもよいので必ず確認する)。この回答はボーダーライン水準の方でも可能なこともあります。しかし，精神病水準ではうまく答えられないことが多いです。「わからない」という回答はどの病態水準でもありえます。もう1点は内省力をみて，自分自身について考えられているかどうか，で今後の心理療法への適応性を判断する手がかりともなります(内省力のない方には心理療法適応は難しいです)。

注意すべき点：

①明確に理解可能な回答かどうかをみる(ボーダーラインまでの水準かより重い精神病圏か)。

②内省する力をみる。つまり，自分自身について考えることができるか？ これができる方は一定の内省力がある可能性があり，後の心理療法への適応をみる点でも有用です。

＜最後に聴くべきこと＞

ポイント：「今日のお話の感想は？」，「まだお話できていない話についてはどのように考えていますか？」

ここで，「伝わったかどうか不安です」，「話をしてしんどくなってしまいました」，「大丈夫です」などの回答内容により，内省力や抑圧への対応をみることができます。自分の会話を振り返ることができる方は心理療法の適応がある可能性があり，「大丈夫です」と言われる方は，抑圧(p.111参照)が強いことへの認識がないかもしれません。

文献

1) JH Masserman：Presidential address：The future of psychiatry as a scientific and humanitarian discipline in a changing world. Am J Psychiatry. 1979；136：1013-9.

5章

抑うつが
表出している
患者さん

5章 抑うつが表出している患者さん

「痛い，許して」と言えない

蓮尾 英明

症　例	40歳代，女性
病　歴	骨肉腫再発で化学療法目的に入院中。初発は小学生のころ。比較的体調はよく，再発診断を受けて日は浅いが，落ち込む様子はなかった。
心理社会的背景	夫と高校生の息子との3人暮らし。パート勤務。精神科の通院歴はない。

ある日の診察

一昨晩の夜勤看護師が，患者が落ち込んだ様子であると報告した。昨晩の夜勤看護師は，せん妄を疑うと報告した。そこで連絡を受けた担当医が訪室したが，変わった様子はなかった。今晩の夜勤看護師が訪室した。

看護師　「失礼します。今晩担当の看護師です。お願いします。」

患者　　「はい…。」

看護師　「日中にお会いしたときと比べてお元気なさそうですが，大丈夫ですか？」

患者　　「はい…。」

看護師　「何かあったら早めに教えてくださいね。」

患者　　「…。」

Key Words 解離，未熟な防衛機制

解説

1. 医療者，特に夜勤看護師にのみコミュニケーションをとろうとしない患者さんを，difficult patient と判断していました。
2. いつも笑顔の表情でおり，日中は穏やかな口調で変わった様子はありませんでした。患者さんは入院以降，気分的には優れなくなったと語りましたが，うつ病といった気分症の可能性は低いと判断しました。

3. 夜間になると無表情で固まるようになり，疎通性や注意力が落ちていました．せん妄といった意識障害は疑われましたが，直接因子はありませんでした．
4. 患者さんは夜間の記憶はありましたが，看護師とのやり取りの記憶はありませんでした．これらの情報より，何らかの心理社会的要因に対処するための無意識的な心の働きとして，**解離**（Topics①）といった**未熟な防衛機制**（Topics②）が起こっている可能性がありました．
5. 当初，再発したつらさによる解離と考えていました．しかし，夜間に担当医が訪室した際には日中と変わらない様子であり，夜勤看護師に限定した症状であることがわかりました．
6. 高齢の母親に心当たりがないか聞いたところ，小学生のころの初発治療の際，夜間の薄暗い病室で，看護師に押さえつけられて点滴ラインをとられた体験があったことが語られました．母親が持参した当時の日記には，「痛い，許して」と叫ぶ自分自身の姿，下から見上げた看護師の顔が映像としてありありと思い浮かぶと患者さんが語っていたことが記載されていました．この**解離症状は，幼少期のトラウマ（心の傷）によるもの**と判断しました．

対応

- 医療者は，この解離症状が一時的なつらさによるものではなく，心の深い傷として底に流れるつらさによるものであることをスタッフ間で共有しました．
- 夜勤看護師が，部屋を明るくして，上から見下ろさないように座って話しかけると解離症状は起きなくなりました．
- 日中に，当時の体験のことを尋ねると，つらそうな表情で固まり，曖昧な返事に終始しました．多職種で検討した結果，患者さんにこの幼少期の体験を直面化することはしない方針としました．

特定の状況，特定の相手でのみ応対の様子に違いがでる場合，なんらかのトラウマによって心の防御反応（防御機制）が働いている可能性があります．もし原因がわかったら，それを排除することで，患者さんの心の防御が和らぐかもしれません．

5章 抑うつが表出している患者さん

Topics 1

解離

未熟な防衛機制の1つで，意識や記憶などに関する感覚を隔離してしまう状態です。解離は意識と無意識との間に縦に分断した壁があるイメージですので，各々に異なった自我をもち，異なった無意識を潜在するようになります。

私見ですが，がん患者では，解離性健忘のような明らかな解離ではなく，トラウマ体験から起こる目立たない解離が多いように思います。

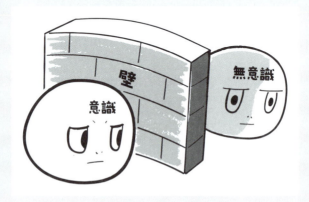

Topics 2

未熟な防衛機制

防衛機制とは，人がつらい状況や不安を引き起こす情動に対して，自己を守るために働く心理的な機能のことです。これまで常識的な対応ができて社会適応していた人が，相手が困るような行動をするようになった場合，防衛機制の存在を考えます。

解離以外の，代表的な5つの未熟な防衛機制の例を紹介します。

防御機制の種類	説明・解説	例
合理化	「言い訳をする」など，つらさを軽減するために自分自身の行動を正当化することで，自分のこころが傷つくことから守ること。医師が頻用する。	・陰性感情をもつ患者に対して，「あの患者は落ち着いているので行かないでおこう」のように理由づけ（合理化）する医師。
知性化	専門用語を頻用して患者や家族を圧倒し，医療者自身のつらさを情緒から切り離すこと。医師が頻用する。	・急変した患者の症状を尋ねる家族に対して，責められているように感じて，専門用語を用い（知性化），早口で必死になって説明する（この部分は合理化でもあります）医師。
置き換え	自分が感じている負の感情をある対象に表出することが不適切なときに，より表出しやすい対象に表出する。	・患者や家族から不満（怒り）をぶつけられ，医師に「もっと〜してください！」と怒る看護師（「八つ当たり」）。 ・ちなみに，この不満（怒り）を看護師に向けた患者や家族自身の行動も，症状悪化という受け入れ難い現実に対しての置き換えです。
否認	つらさが存在していないかのように行動すること。がんという疾患そのものの否認より，がんの症状の重篤さの否認が多いことが知られている。	症状進行を認めたくはないという背景から， ・オピオイド使用を拒否する（増量を希望しない）患者。 ・民間療法のみを希望する患者。 ・患者が重篤な状態であるのに，不自然に明るい家族。
退行	恐怖や不安に耐えられないため，つらさを軽減する目的で，自我の発達の早期の段階まで戻ること（幼児返り）。	・子供のような言葉で甘えてくる患者。 ・容易に怒る患者。 ・拗ねる患者。

(Bernard M, de Roten Y, Despland JN, et al：Psychooncology 2010；19：209-15. PMID：19274674. を参考に作成)

5章　抑うつが表出している患者さん

つらいなんて言えないよ

松岡　弘道

症　例	10歳代（高校生），男性
病　歴	8年前に骨肉腫と診断，手術後経過観察中の5年前に再発，以後抗がん薬治療を実施中。3rd lineの化学療法で長期間変化のない状態を維持していたが，腫瘍の増大がみられることが伝えられた。本人は落ち着いているものの，主治医が不安になり精神腫瘍科を紹介した。
心理社会的背景	父と離別した母と2人暮らし。高校生でバンドを組んでいる。

ある日の診察 ①

患者　「進行してしまったみたいです。仕方ないですね。」

医師　「そうか…。つらかったね…。」

患者　「いや，もうそれは…。よくわかりません。治療は継続してほしいです。」

医師　「そうね…。治療継続したいよね。」

患者　「でもこればかりは運命ですから。自分は大丈夫です。母が心配です。」

ある日の診察 ②

パニック発作で救急搬送×2回後

患者　「たいしたことはないのですが，ちょっとしんどくなってしまって…。」

心理士　「しんどかったですね。」

患者　「よくわかりません。でももう大丈夫なんで…。母が心配です。」

20〜30分，会話を深めようとしたがうまくいかず。

その後，患者より電話でキャンセルが入る。

電話での会話

心理士　「心配してるんだけど，大丈夫？」

患者　「はい，ちょっと体調が悪くて…。学校にも行けていなくて…。」

心理士　「学校に行けないのつらいね。次回の主治医の外来に合わせて予約をとっておくので，よかったら寄ってね。」

患者　「わかりました。」

 ## ある日の診察③

医師　「学校どう？」

患者　「行ったら友達もいて楽しいんですけどね，行くまでがなかなか（つらそうな表情）。先生，今日少し時間いいですか？」

医師　「いいけど，どうしたの？」

患者　「…ちょっと最近つらいです。」

医師　（沈黙）（視線をそらさず相槌をうつ）

患者　「なんか急につらくなってきて…。今後，自分はどうなるんだろう？　死ぬのは怖いです。」

医師　「そうよね…。不安になるよね…。当然だと思う…。」

患者　「自分，あまり人に気持ちを話さないから…。何でも"大丈夫"って言ってしまう回路ができていたのかもしれないです。母がかわいそうだったから（父からの家庭内暴力の話をされる）。」

医師　「つらい話をしてくれてありがとう。あなたはあまり人に気持ちを話さないのですね。それで，何でも"大丈夫"って言ってしまう回路ができていたのかもしれないと感じてる…。」

患者　「でも，ずっと死の恐怖に振り回されるのももったいないし，今はそれなりに元気だし，好きな音楽しにまた学校行こうかな，ありがとう。」

Key Words 🔍 失感情症（アレキシサイミア），過剰適応

解説

1. 医療者は，つらい状況であることは間違いないにもかかわらず，自分のことは二の次にして，母を過剰に心配する患者さんを，difficult patient と捉えていました。
2. 患者さんが特に心理社会的背景の問診時やつらい告知の後などに「大丈夫です」，「大きな問題はありません」と話すとき，大人であれば，何かを隠している，言いたいことが言えない背景がある，不信感があるといった可能性があることに注意が必要です。
3. 子どもが「大丈夫です」，「わからない」などと言うときは本当に自分自身の内面で起こっている感情や気持ちをうまく伝えられない（言語化できない）可能性を考えておく必要があります。
4. 身体の弱い母と 2 人暮らしだったので，自分がしっかりしないと，という気持ちでこれまで生きてきたことが伺えますが，症状悪化によって，近い将来それが難しくなりそうで不安定になっています。
5. 患者さんは元来，失感情症（アレキシサイミア，Topics①），過剰適応（Topics ②）といった特性をもっていたことから，なかなか会話が深まらず援助希求もうまく出せませんでした。
6. 医療者が焦ることなく，患者さん自身を尊重する気持ちで関わり続けると，精神病理が深くない場合は本症例のように会話が深まっていきます。
7. 過剰適応は一見すると「よい子」にみえますが，子どもは大きな負担を感じており，精神疾患を発症することもあるので，子どもたちが自分の感情を理解し，表現できるようサポートすることが大切です。

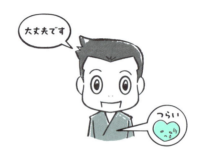

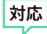

- 男性医師, 女性心理士それぞれに話しやすいことがあるようだったので, 役割を分担して話を傾聴しました。
- その後, 死への不安を語られますが, 強いストレスや不安の気持ちを医療者がしっかり承認すると, 父から母への家庭内暴力を見ていた体験のために, さまざまな場面で無意識に気を遣ってしまう行動パターンができてしまったことが語られ, その行動パターンを客観視できるようになりました。その結果, あまり気を遣いすぎず, 自分らしく生きていこうという考えが強くなり, 最終的には好きな音楽活動をしに学校にも行けるようになりました。

わがままを言わず「大丈夫」と繰り返す患者さん（子ども）は, よい子と捉えられがちです。しかしその言葉だけを鵜呑みにせず, ぜひいろんなお話をして交流を深めてください。ふいに本心を打ち明けてくださるかもしれません。

Topics 1

失感情症(アレキシサイミア)

アレキシサイミアの患者さんには以下のような特徴があります。
①自分自身の感情や身体の感覚に気づくことが難しい(鈍感である)
②自分の感情を表現することが難しい
③自己の内面へ眼を向けることが苦手である

わかりやすくいうと，自分自身の心の状態に気づきにくく，感情の表現も難しい傾向があります。一方で，自分の外側の客観的事実には眼が向きやすく，自己の内面にはなかなか眼が向かない特徴があります。例えば，状況については「ああなって，こうなって…」といったことはすらすら話せますが，「そのときどんな気持ちでしたか？」と聞くと答えに窮してしまう，というような臨床場面があります。

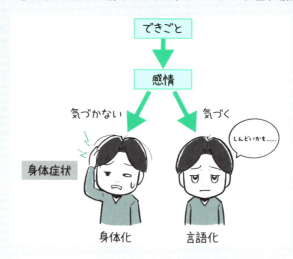

Topics 2

子どもの過剰適応

子どもが自身の感情を抑え，周囲の期待や環境に合わせようとしすぎた結果，自分らしさを失い，周囲が求める「よい子」になろうとすることが時にあります。子どもが新しい状況に適応することは，成長において重要な要素ですが，この適応が過剰になると，子どもの心に負担をかけます。

原因として，厳格すぎる養育（虐待を含む），学校の先生からの圧力，結果を残さないと褒められなかったなどの体験，自己肯定感の低さなどが知られています。養育者や先生の期待に応えることで愛情や承認を得ようとしますが，過度になると，自分を犠牲にしてしまいます。

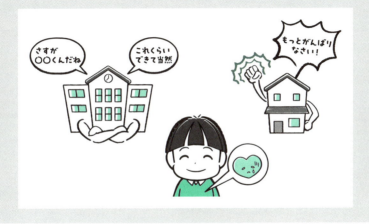

5章 抑うつが表出している患者さん

「患者さんのことをわかっていない」ことをわかって診察する

松岡 弘道

症　例	70歳代，男性
病　歴	約2年前に肺がんIV期と診断され，以降，5th lineの抗がん薬治療まで行ってきたが，腫瘍の増大を認めた。痛み，倦怠感と手足のしびれが強く，今後の積極的治療が厳しい状態であった。
心理社会的背景	定年まで勤務し，現在は退職。妻，長男夫婦と2人の孫との6人暮らし。家族関係は良好。趣味は将棋。

ある日の病院での診察

医師「大変申し上げにくいのですが，今後，積極的治療は難しいですので，在宅での医療が中心になります。」

患者「そうですか…つらいです（悲しそうな表情）。でも仕方ないですね。」

医師「私がご自宅に伺うようにしますので，また一緒にやっていきましょう。」

患者「それは嬉しいです。よろしくお願いします。（嬉しそうな表情）」

オピオイド増量とステロイドを追加して退院となった。以降在宅医療へ。

初回の在宅医療での診察

医師「いかがですか？ 痛みやだるさは少しよくなりました？」

患者「さ，先生，やっと本音でお話しできますね（嬉しそうな表情で将棋を指すポーズ）！まずは，将棋をやりませんか（といって将棋盤を出してくる）。」

医師「（え？ 今まで，本音じゃなかったの…？）今まで本音ではなかったのですか？」

患者「そんなの先生，病院で本音を言えるわけないじゃないですか！ あの病院の雰囲気であれだけ先生忙しそうにしているのに…。自分は大丈夫です。この病気になったときから，長くは生きられないことはわかっていました。やり残したことはありませんので。孫の成長を楽しみに，治療もほどほどにして

好きな将棋を指して人生を終えたいと思っていたので，ちょうどよいタイミングです。先生ががんばってくれていたので，元気な間はこちらもお付き合いしてがんばろうと思っていましたが，前々回（3rd line）くらいから治療そのものを止めたいなと思いはじめていて，少なくともしんどくなる前には治療を止めたいと考えていました。」

医師　「でも，治療中止の説明の際に，少し悲しそうにみえたのですが…。」

患者　「（笑いながら）あれは先生とお別れするのが少し淋しかっただけです。自宅へ来てくれると聞いて，喜んでいませんでしたか？　先生から言われなくても次はもうしないつもりでしたよ（笑）。」

Key Words  在宅医療

解説

1. 病院では患者さんとうまくコミュニケーションをとれていると思って診察していたが，実はずっと2年間も患者さんに我慢させていて，在宅に移行してはじめてそのことに気づいたという症例です。
2. 病院ではコミュニケーションの障壁があり，在宅と異なり，患者さんは本音を語れませんでした（**在宅医療でこそみえる患者さんの本音：Topics①**）
3. わが国の肺がん患者を対象にした研究では，患者さんの約9割は主治医とのコミュニケーションに悩んでいる（特に感情面の表出）との報告もあり，その理由は，①主治医の邪魔になる，②自分は大丈夫という思い，③表出に対する負のイメージ，④主治医を怒らせてしまうのではという不安[1]があります。本症例でも①，②が該当していました。
4. 主治医とのコミュニケーションについては，**病院特有の問題（Topics②）**がいくつかあります。
5. 多くの制約がある病院という環境で，患者さんを理解したつもりになることは非常に危険であり，患者さんのことをわかったつもりで関わることを慎む必要があります。本症例でも主治医が考える患者さんの意向は「できるだけ長く抗がん薬治療を希望している」でしたが，実際は「在宅での時間を大切にしたい」という考えをもっておられました。
6. 医療者はつい患者さんのことを「わかった」と思ってしまいがちです。その結果，真に患者さんが求めていることを理解せず，患者さ

んの話を十分に聞かずに診療してしまいがちであるという意味でdifficult patientとして記載しました(患者−医療者間のコミュニケーション：Topics③)。

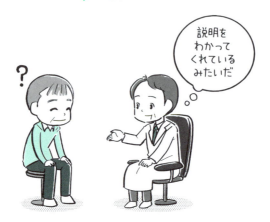

対応

- 主治医は，自分が「患者さんのことをわかっていない」ことを意識して，患者さんのお孫さんの話題など心理社会的背景に注目しながら，患者さんが大切にしていることを中心に関わりました。時間のとれる際には，患者さんと一緒に将棋をしたりもしました。
- 在宅でご家族とともに数カ月穏やかな時間を過ごされ，穏やかなお顔で旅立たれました。

病院という施設は，患者さんからすると特殊で，どうしても素の気持ちを見せていただきづらいものです。院内での患者さんの様子がすべて，と盲信せず，もう一歩想像を膨らませることで，患者さんの本当の気持ちに触れることができるかもしれません。

Topics **1**

在宅医療でこそみえる患者さんの本音

在宅医療では，以下の理由などから患者さんの本音がより明確にみえることが多いです。

リラックスした環境	自宅という慣れた空間では，患者さんが緊張せずに本音を話しやすくなります。
日常生活の観察	患者さんの生活習慣や環境を直接観察できるため，言葉では表現しない気持ちや悩みがみえてきます。
長時間の接触	長時間一緒に過ごすことで，自然な会話が生まれやすく，徐々に心の内を開きやすくなります。
家族の影響	家族との関係次第ですが，家族がいることで，患者さんが本音を言いやすくなる場合もあります。

Topics **2**

病院特有の，コミュニケーションを難しくさせる要因

主治医と患者さんのコミュニケーションを難しくさせる病院特有の要因としては，以下のような問題が挙げられます。

緊張した環境	病院の雰囲気が緊張感を生むため，患者さんがリラックスして自分の気持ちを表現するのが難しくなりがちです。
医療者との距離感	医療者に対する尊敬や遠慮から，患者さんが本音を言いにくくなりがちです。
時間の制約	医療者は多忙で，十分な時間がないため，患者さんが話したいと思っても，ゆっくりと共有できないことが多いです。仮に丁寧に1回1時間の診察（実際はそんなことは難しいのですが）を行ったとしても，2週間ごとの診察では，われわれが患者さんに関わることができるのは1/336（0.3%）に過ぎません。（1日24時間×14日間＝336時間）

5章 抑うつが表出している患者さん

Topics 3

患者－医療者間のコミュニケーション

主治医（医療者）と患者さんの意向が一致せず，医療者とのコミュニケーションに患者さんが悩むことについては多くの報告があります。代表的なものとして，医師は平均23秒で患者さんの話を中断してしまい，50%の患者さんは医師による説明の記憶がないと報告されています[2]。

また，主治医が病状告知をしているにもかかわらず，約7〜8割の患者さんは自分が化学療法を行う目的（延命）を理解していなかったという報告もあります[3]。「告知済」＝患者さんに伝わっているわけではない，ことが理解しやすい研究結果です。

さらに，主治医の8割は4カ月未満の全生存期間（OS）延長でも意味があると思って治療を続けますが（本症例の筆者のように），4カ月未満のOS延長に意義があると感じている患者さんは4割未満です[4]。（※一方で3人に1人は1カ月でも生存期間の延長に意義があると考えており，個人差がとても大きいです）

Advanced Care Planning（ACP，人生の最終段階に向けて患者さん・ご家族・医療チームなどで患者さんの望む医療やケアについて話し合うこと）についてもうまく進まないケースが一定数あることを知っておくと気が楽になります。約15%の患者さんでは，ACPについて非好意的に受け取ることが報告されています[5]。

すべてのケースでACPを進めないといけないわけではありません。医療者は，自分たちが「Best Supportive Careが望ましい」という価値観を内心でもち，その価値観を父権的に提示しがちであることや，そもそもACPという土台に乗れない不安や否認の強い患者さんの存在に留意して関わる必要があります。

文献

1) Okuyama T, Endo C, Seto T, et al：Cancer patients' reluctance to disclose their emotional distress to their physicians：a study of Japanese patients with lung cancer. Psychooncology 2008；17：460-5.

2) Bodenheimer T：The future of primary care：transforming practice. N Engl J Med 2008；359：2086, 2089.

3) Weeks JC, Catalano PJ, Cronin A, et al：Patients' expectations about effects of chemotherapy for advanced cancer. N Engl J Med 2012；367：1616-25.

4) Jenkins V, Catt S, Banerjee Sm et al：Patients' and oncologists' views on the treatment and care of advanced ovarian cancer in the U.K.：results from the ADVOCATE study. Br J Cancer 2013；108：2264-71.

5) Jones L, Harrington J, Barlow CA, et al：Advance care planning in advanced cancer：can it be achieved? An exploratory randomized patient preference trial of a care planning discussion. Palliat Support Care 2011；9：3-13.

6章

身体症状が
表出している
患者さん

6章 身体症状が表出している患者さん

仮面の下の涙〜その1〜

松岡 弘道

症　例	40歳代，女性
病　歴	1年前の2月に夫と死別。同年12月ごろより食後の胃痛・便秘・下痢・腹痛を繰り返すようになり，近医受診。総合病院で上下部内視鏡検査を実施し胃潰瘍と診断され（ピロリ陰性），プロトンポンプ阻害薬の内服を開始した（大腸は異常なし）。胃の症状は改善したが，便秘・下痢・腹痛は持続し，ストレスの関与を疑われ，心療内科紹介。ちょうど会社で多忙であったこともあり，過敏性腸症候群（心身症）の診断で投薬治療，およびリラクセーションが開始されたが改善なし。 一周忌の法要を終え，ふと夫との別れ以降は涙を流していないのではと気づき，「もしかしたらこれは正常ではないのではないか？」と，遺族ケア外来に相談に来られた。
心理社会的背景	夫を亡くし，現在は独居。子どもはいない。会社勤務。

 ある日の診察 ①

患者「夫が亡くなってから，ここまでのことをほとんど覚えていません。お通夜，お葬式，法事が続いて，それに必死で涙を流した記憶もありません。便秘・下痢を繰り返していて腹痛もつらいです。」

医師「そうでしたか，つらいなかイベントが続いて頑張っていらっしゃったのですね。」

患者「本当に亡くなったのだろうか？ と思います。現実感がありません。」
　　　「皆さんどんなふうに乗り越えておられるんでしょうか…。」

医師「悲嘆の過程には4段階あり，まずは死の現実を受け入れるところからはじまります。」

ある日の診察 ②

患者「毎年，冬になるとしんどいです。この冬の空を見ると…。」

医師「そのように考えられるのですね。」

患者「夫が亡くなったことは仕方ないとは思えるようになってきましたが，今後新しい生活に行くのは夫を忘れるみたいで，冷たい人間だな…と。」

医師「…そのようにおっしゃるご遺族は多いですが，新しい価値観の元で先に進むのは 4 段階の悲嘆の過程において後半の段階であり，とてもよいことですよ。」

Key Words Wordenの悲嘆の4段階，記念日反応，遷延性悲嘆症

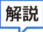

1. 医療者は，薬物治療，リラクセーションが無効な便秘・下痢・腹痛を訴える患者さんを difficult patient と捉えていました。
2. 診察①では，心身症の要素を呈する胃潰瘍と過敏性腸症候群を訴える患者さんに，**Wordenの悲嘆の4段階**の第 1 段階（Topics①）について説明しています。この症例のように死別後しばらくして受診されるご遺族の多くは，死別の際に十分に悲しめていない（例：忙しすぎて涙を流す暇もなかったなど）と訴えられることが多いです。
3. 診察②では**記念日反応**（Topics②）による症状の悪化と，Wordenの悲嘆の4段階の第 3 段階（Topics①）についての葛藤が語られています。葛藤があること自体は認めつつも，悲嘆からの回復の過程で必要なステップであることを説明し，現状の悲嘆の経過に問題がないことを保証しています。
4. 大切な方を失くしたときに起こる自然な反応が悲嘆であり，誰でも経験する可能性があります。しかし，なんらかの理由で悲嘆が長期間続き，故人の元に行きたい気持ちが強く，日常生活に支障をきたす状態のことを**遷延性悲嘆症**とよび，ICD-11（世界保健機関，2019）や DSM-5-TR（米国精神医学会，2022）では「精神疾患」に位置づけられることになりました。この状態が続くと，身体や精神に悪影響を及ぼし，専門的な支援が必要となります。

（その 2，p.128 に続く）

死者に対する気持ちのあり方（死を受け入れられない，悲しみがやまない，など）に，これでよいのか，と不安になるご遺族もおられます。大切な人の死を受け入れる過程には段階があり，その途中にいることを，医療者が客観的に示すことが大事です。

Topics 1

Wordenの悲嘆の4段階

Wordenは喪失（悲嘆）への適応には，①喪失の事実を受け入れる，②悲嘆の苦痛と向き合う，③故人のいない世界に適応する，④新たな人生を歩み始める途上で，故人との永続的なつながりを見出す，の4つの課題に能動的に取り組むことが必要だとしています。

悲嘆のプロセス（喪の過程）で取り組むべき課題
第1の課題　喪失の現実を受け入れること
・その人が逝ってしまい，もう戻ってくることはないという事実に直面する。 ・知的に，そして情緒的にも，喪失の現実を受け入れるためには，時間がかかる。
第2の課題　悲嘆の苦痛と向き合うこと
・悲嘆の苦痛を回避したり，抑圧したりすると，喪の過程を長引かせることがある。
第3の課題　故人のいない世界に適応すること
・亡くなった人との関係や，亡くなった人が担っていた役割によって，新しい環境への適応は，一人ひとり異なった意味をもつ。 ・自らのアイデンティティや世界観の問い直しが迫られる。 ・喪失や人生の意味，自分の役割を探ろうとする。
第4の課題　新たな人生を歩み始める途上で，故人との永続的なつながりを見出すこと
・その人を追悼し，心の中に亡くなった人を新たに適切に位置づける（その人はずっと一緒である，そばで見守ってくれている，など）。「継続する絆」を保ち続ける。 ・この課題を完了していない場合は，再び前に進むことができず，人生を楽しむことができない。

(Worden JW；Grief Counseling and Grief therapy：A handbook for the Mental Health Practitioner. 4th edition. を参考に作成)

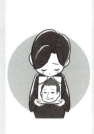 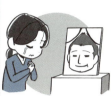 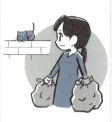 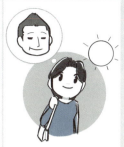

①喪失の現実を受け入れる　②悲嘆の苦痛と向き合う　③故人のいない世界に適応する　④新たな人生を歩み始める途上で，故人との永続的なつながりを見出す

Topics 2

記念日反応

故人の命日や誕生日，故人との結婚記念日などが近づくと，故人が生きていたころの記憶が蘇り，気分の落ち込みなどの症状や悲嘆反応が再燃されることを指します。命日反応ともよばれます。代表的な例に一周忌症候群がありますが，場所や季節，風景でも誘発されることがあります（例：秋の青い空を見て「ちょうどこの時期具合が悪くなって入院した。そのときの空と一緒」，桜の花を見て「去年の今ごろは一緒に桜を見たのに」）。

したがって，発病時期，死亡日，亡くなった人の誕生日，結婚記念日などを把握してから診察に臨むのが望ましいでしょう。

文献
1) 日本サイコオンコロジー学会，日本がんサポーティブケア学会：遺族ケアガイドライン 2022 年版．金原出版，2022．

6章　身体症状が表出している患者さん

仮面の下の涙〜その2〜

松岡　弘道

症　例	40歳代，女性
病　歴	p.124参照

 ある日の診察

患者　「この前，久しぶりに親戚に会うと，"大変だったね，でもこれで楽になったでしょ。いつまでも悲しんでいたらダメよ，思ったより元気そうで安心したわ"って言われて…。いつまでも泣いている私はおかしいでしょうか？」

医師　「いつまで経っても悲しいものは悲しいし，涙が出ることはあります。一方で，いつまで経っても大切なご主人であることにも変わりありません。現在お仕事にも行けており，悲嘆の過程としてもよい経過だと思われます。このように悲しむ過程と日常生活を維持する過程を揺れ動き続けながら進むことはとてもよいことですよ。」

患者　「安心しました。主人は後ろで見守ってくれている感じがします。これでよいのですね（ホッとした表情）。」

Key Words　役に立たない援助，二重過程モデル，継続する絆，仮面性悲嘆症（masked grief）

 解説

1. 診察では，役に立たない援助（Topics①）にならないよう心がけ，二重過程モデル（Topics②）について説明し，現在の対応を保証しています。家族・親戚・友人による，援助を意図したコミュニケーションの6割がご遺族をつらくさせているといった研究に代表されるように，特にいわゆる遠い親戚から入る「役に立たない援助」に苦しむご遺族は多いので，少なくとも医療者は「悪くはしない」といった気持ちで関わることが必要です。

2. 遷延性悲嘆症を呈する患者さんに対して，現状の感情（涙を流すこと）に問題がないことを保証し，悲しみに向き合う過程（喪失志向）と

新しい生活に取り組む過程（回復志向）の2つの視点（二重過程モデル）でみても経過は順調であることを保証することで，**Wordenの悲嘆の4段階**の第4段階（p.126参照）に向けて進んでいることが確認できます。"見守ってくれている気がする"といった表現に代表されるように，故人との**継続する絆**（Topics ③）もみられており，順調な回復過程にあることがわかります。

3. 役に立たない援助を医療者もしてしまいがちであること，および二重過程モデルに基づく心理介入を知っていないと対応が難しい可能性があると考えて，difficult patient として記載しました。

対応

- **仮面性悲嘆症（masked grief）**では，自分を苦しめている症状が，喪失体験に基づいていることに気づかず，心の奥で抑圧して現実を否認し，強い悲しみの感情を悲嘆反応ではなく，身体的症状として表現します。衝動的な行動などの不適切な行動がみられることもあります。なお，身体症状は亡くなった人が罹患していた症状と類似した症状を訴えることもあります（p.132参照）。
- 対応の基本として，悲嘆の過程の心理教育を行い，Wordenの過程において今どこの段階にあるか，これからどうしていくとよいかを共有し，二重過程モデルに基づいた，役に立たない援助をしないアプローチが求められます。

「楽になったでしょ」と言われたら，いくら悲しくてもその感情を表出できなくなってしまうものです。特にご遺族は，こうした何気ない一言に苦しまれる場合も少なくありません。死を受け入れる過程では，悲しみと前向きさの間を揺れ動くことも覚えておきましょう。

Topics 1

役に立たない援助

遺族ケアの担い手には親族や医療者も含まれ，ご遺族のつらさをなんとかするために言葉がけをすることがあります。しかし，遺族ケアについての知識が不十分なまま行われている援助の8割はご遺族をつらくさせていることが知られています[1]。医療者として自分の言葉がけが役に立たない援助となっていないか意識しておくとよいでしょう。

［よかれと思ってかけたものの，ご遺族をつらくさせるフレーズ例］

・寿命だったのよ
・いつまでも悲しまないで
・思ったより元気そうね
・もう1年経つんだから
・つらかったけど，これで楽になったでしょ
・そんなに悲しんでいたら，亡くなった旦那さんが悲しむよ　など

文献

1) Ishida M, Onishi H, Morita T, et al：Communication disparity between the bereaved and others：What hurts them and what is unhelpful? A nationwide study of the Cancer Bereaved. J Pain Symptom Manage 2018；55：1061-7. e1.

Topics 2

二重過程モデル

ご遺族が死別に対処する過程を示したモデルです。ご遺族は「悲しみに向き合う過程（喪失志向）」と「新しい生活に取り組む過程（回復志向）」の「2つの志向」のなかを揺れ動きながら進むことで心理的な回復過程が進むことを示しています。この2つの志向間を揺れ動けているかをみることで，回復の見積もりを行うことも可能です。

日々の生活経験のなかで行われる，二重過程モデルによる死別へのコーピングの様子を以下に示します。

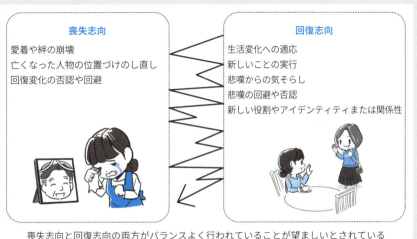

喪失志向と回復志向の両方がバランスよく行われていることが望ましいとされている

（Stroebe M, Schut H：Death Stud 1999；23：197-224. PMID：10848151. を参考に作成）

Topics 3

継続する絆（continuing bonds）

Klass らが提唱した概念で，死別後も心のなかで故人との関係性が継続することを「絆」という言葉で表現しています。

6章　身体症状が表出している患者さん

どこまでも夫と一緒でいたい

松岡 弘道

症　例	60歳代，女性
病　歴	夫が13カ月前に脳腫瘍（右前頭部の痛みを訴えていた）で亡くなった。夫の死に対する自責の念（あのモルヒネを私が許容したせいで…）と治療に対する後悔（医療者に感じている疑問をもっと投げかければよかった…）を主訴に，遺族ケア外来に相談に来られた。患者は（夫が経験したような）右前頭部の頭痛を訴えた。
心理社会的背景	夫を亡くし，娘と2人暮らし。仕事はパート。

ある日の診察 ①

患者　「夫はずっと健康だったのに，頭痛で苦しんで，急に病状が悪化して，コロナで面会できなくて…。介護したけれど，ホスピスに行ってすぐに亡くなってしまってね…（嗚咽）。その後もお葬式や法事で忙しくてね，涙を流す余裕もなかったの。今年の2月ごろから仕事の帰りの電車で涙が止まらなくなって，夫の近くに行きたくて行きたくて…（嗚咽）。夫の服とか捨てないといけないのにできないし，一緒にいたいから骨壺を抱いて寝ているのね。モルヒネのせいで，私が死を早めてしまったのかもしれない。病院に対して"最初になぜみつけてくれなかったの!!"という気持ちでいっぱいで…。」

医師　「急な経過にもかかわらず1人で抱えながら頑張ってこられたのですね…。」

ある日の診察 ②

患者 「ずっと頭が痛くて，近くの脳神経内科で MRI を受けたけれど異常はなく…。鎮痛薬を処方されましたが，全然よくなりませんでした。」

医師 「そうでしたか。頭痛がずっと続いていらっしゃったのですね。亡くなった方と同じような症状が出ることもありますが，これも悲嘆の過程が進むと改善が期待できます。」

患者 「夫のために1年前に作った食事が，今も冷蔵庫にあって捨てられません。」

医師 「ご主人を想って一生懸命作ったから捨てられないんですね。」

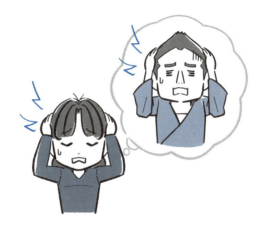

Key Words 遷延性悲嘆症，そっくり病（facsimile illness）

1. 診察①では，**強い悲嘆を呈する家族の特徴**（Topics①）の典型的な語りが述べられています。がん患者では，予期しない悪い結果と悲嘆の重篤化には関連があることが知られています。

2. 本症例では，診察の結果，うつ病や心的外傷後ストレス症（PTSD）の診断結果を満たさず，DSM-5-TR 診断基準より**遷延性悲嘆症**（p.125）と診断しました。

3. 遷延性悲嘆症でもうつ病でも自死念慮を有することがありますが，後者は生活全般に生きる価値がないからという理由で生じるのに対して，前者は故人の元に行きたい，繋がりたいという願望からきて

います。
4. 遷延性悲嘆症とうつ病は，疾患が独立して存在する場合(約3割)や併存していても軽度の場合には比較的鑑別は容易であり，通常の悲嘆の治療に反応する場合が多いです。しかし，PTSD も含めて重複併存することも多く，特に重症の場合，うつ病や PTSD の治療を先行する必要があることもあります。**遷延性悲嘆症とうつ病，PTSD の鑑別のポイント**を Topics ② に示します。
5. **そっくり病**(facsimile illness)では，p.129 で述べた仮面性悲嘆症の 1 症状として，または悲しみを認識していても(仮面性悲嘆でなくても)，亡くなった人が罹患していた症状と類似した症状を訴えます。
6. 本症例は頭痛があって，精査加療しても無効で，"悲嘆"の概念がないと心療内科で緊張型頭痛(心身症)，また精神科で身体症状症として診られてしまうリスクがあるという点で，difficult patient と考えました。

- 外来で**二重過程モデル**(p.131)の説明に焦点を当て，喪失志向の悲嘆[泣く，亡き夫との絆の継続を感じる，**想像の再訪問**(Topics ③)，亡き夫との想像上の会話]と回復志向の悲嘆(生活の変化，新しい役割/人間関係への参加)のバランスを確保しながら，悲嘆への暴露と行動の活性化を開始しました。
- 患者さんは 7 回の受診を経て，亡き夫に行われた治療に対する疑問を解消しない限り症状は改善しないと悟り，娘とともに主治医を訪ね，亡き夫の死についての説明を求めました。主治医と看護師は行った医療処置について丁寧に説明し，ずっと心配していたと告げ，率直に感情を吐露しました。その後，患者さんの頭痛は軽くなり，まもなく消失しました。
- 最近でもつらくなることはあるし，涙を流すこともありますが，夫は少し後ろで見守ってくれている，天からみてくれている，最近始めたサークル活動と習い事を楽しんでいる，と訪室のたびに日々の思いを活き活きと語るようになりました。そして，次の年忌法要の後，亡き夫の衣類と最後の食事を処分できました。

亡くなった人の元に行きたいと悲しまれる患者さんは，遷延性悲嘆症が考えられます。特に強い悲しみを訴える場合は，死を受け入れる過程での揺らぎを踏まえつつ，その悲しみの原因を探る必要があります。その原因を患者さん自身が納得できるようになれば，症状は改善する可能性があります。

Topics 1

強い悲嘆を呈する家族の特徴

強い悲嘆を呈する家族の特徴は3つに分けられます。遺族の個人的背景，治療に関連した要因，死に関連した要因が挙げられ，下表のマーカー部分が本症例において該当します。特に「モルヒネのせいで…」と葛藤する遺族は多いです。医療用麻薬が予後を短くすることはないと医療者が明確に否定することで，安心して1回で外来を終えることができる方もいます。

	リスク因子
遺族の 個人的背景	● うつ病など精神疾患の既往，虐待やネグレクト ● アルコール・物質使用障害 ● 死別後の睡眠障害 ● 近親者（特に配偶者や子ども）の死 ● 生前の患者に対する強い依存，不安定な愛着関係や葛藤 ● 低い教育歴，経済的困窮 ● ソーシャルサポートの乏しさや社会的孤立
治療に関連 した要因	● 治療に対する負担感や葛藤 ● 副介護者の不在など，介護者のサポート不足 ● 治療や関わりに関する後悔 （「医療用麻薬や鎮静のせいで死を早めてしまった」，「何もできなかった」）
死に関連 した要因	● 病院での死 ● ホスピス在院日数が短い ● 予測よりも早い死，突然の死，死への準備や受容が不十分 （悪い知らせがうまく伝わらないまま亡くなってしまった） ● 「望ましい死」であったかどうか ● 緩和ケアや終末期の患者のQOLに対する遺族の評価

Topics 2

遷延性悲嘆症とうつ病，PTSD の鑑別ポイント

自死念慮，悲しみ，罪悪感，興味の喪失，社会的孤立など共通する症状があります。遷延性悲嘆症は故人に関連したことに限定されますが，うつ病は生活全般でみられます。

特徴	遷延性悲嘆症	うつ病	心的外傷後ストレス症（PTSD）
思慕	顕著，頻繁，強度に存在する（中核症状）	通常は存在しない	
繰り返し再現されるイメージや考え	存在する（故人の考えや記憶の反芻）	存在することもある	存在する（恐怖に関連したできごと）診断基準に含まれる
自死念慮	しばしば存在する（故人と再会したいという願望に関連）	存在する診断基準に含まれる（生きる価値がないという考えや，耐え難い状況に終止符を打ちたいという願望に関連）	存在することもある自殺行動のリスクの増加

（Shear MK: N Engl J Med 2015; 372: 153-60. を参考に作成）

Topics 3

想像の再訪問

悲嘆を有する患者さんは，大切な人の死の受容や，死別の苦痛からの回復を無意識に回避していることが多くあります。

想像の再訪問では，亡くなる前や亡くなるときの状況についての語りを促します。それにより，患者さんは死別に少しずつ向き合うことができるようになります。

文献

1) Matsuoka H, Takeuchi E, Kato M: Physical symptoms in prolonged grief disorder: a case report. Ann Palliat Med 2024; apm-24-53.

6章 身体症状が表出している患者さん

息がしんどいのは気持ちの問題じゃない

松田 能宣

症　例	40歳代，男性
病　歴	軽度のCOPDで外来通院していたが，マイコプラズマ肺炎，その2カ月後にインフルエンザを発症。そのころから労作時呼吸困難，両側胸痛が起こるようになり，症状が強くなったため入院。胸部CTでは以前の画像所見と著変を認めなかった。呼吸機能検査でも閉塞性肺障害は認めるものの，以前と大きな変化はなく，心臓超音波検査，心電図検査も正常であった。一方，患者の労作時呼吸困難は強く，移動時は車いすが必要であった。原因がはっきりせず，緩和ケアチームに症状緩和が依頼された。
心理社会的背景	妻，小学生の娘と3人暮らし。仕事は臨床工学技士。職場の病院では，呼吸不全患者のケアに関わる機会もあった。上司が1人いたが，仕事量が患者に偏っていたために疲弊していた。症状出現後から休職中。喫煙20本/日×25年。

ある日の状況

緩和ケアチーム訪室時。

医師　「息のしんどさと胸の痛みがあるんですね。」

患者　「検査では異常がないと言われたんですが，絶対何かあると思います。」

医師　「まだ明らかになっていない原因があるとお考えなんですね。それを調べるのにいろいろお話を聞かせてください。」

患者　「自分は人工呼吸器を装着している患者さんをいっぱいみてきました。看護師に呼吸困難について講義をすることもありました。何でも聞いてください。」

医師　「息苦しさっていろんな原因で起こることがあるのですが，ご自身ではどのようなことが理由だとお考えでしょうか。」

患者　「マイコプラズマ肺炎，インフルエンザにかかったのでやはり肺が悪くなっているのだと思います。気持ちの問題ではないと思います。」

Key Words 病態仮説，注意の固着，解釈モデル，コンプリメント，心身相関

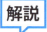

1. 医療者は，検査所見と，ADLの低下や症状に乖離があり，それを精神的な症状だろうと考えていましたが，真っ向から否定する患者さんを，difficult patientと捉えていました。
2. 医師は以下のような**病態仮説**を考えました。COPDがあるものの，各種検査では，患者さんの訴える呼吸困難と胸痛を十分に説明できるだけの異常は認めませんでした。

[病態仮説]

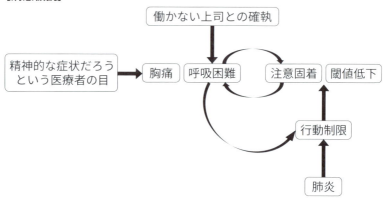

3. 呼吸困難と胸痛があることで，休職できるという疾病利得(p.43参照)が少なからず影響していると考えられました(回復するとまた職場で働かない上司の分まで働かないといけない)。
4. 患者さんの話から，もともとはとてもエネルギッシュに仕事に取り組んでいたことが伺えたことから，従来仕事に向いていたエネルギーがすべて症状に向いてしまっていると考えました(**注意の固着**：Topics①)。
5. 入院中にスタッフが「精神的な症状だろう」と思っていることを敏感に感じ取り，そうではないということを訴えるために(無意識にですが)症状をより強く表現するようになっていると考えられました。

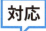

- 「身体に何かあるはず」という患者さんの**解釈モデル**に沿って，身体診察を丁寧に行ったところ，呼吸に関連する頸部や胸部の筋肉のこりと圧痛を認めました。
- 疾病利得が影響している可能性については患者さんには説明せず，「お一人で多くの仕事をこなされて，疲れがたまって，感染症になってしまったのかもしれませんね」くらいの説明に留めました。
- 患者さんには，「最初はマイコプラズマ肺炎やインフルエンザの影響で息苦しくなり，体を動かすことが減り，そのため上半身の筋肉が固まってしまい，うまく呼吸ができなくなって息が苦しくなり，胸の痛みが出ているのかもしれない。私が説明するよりもあなたのほうが呼吸不全の患者をみておられるのでよくご存じだと思います。なのでリハビリで少しずつ体を動かしていくと筋肉がほぐれて症状が改善していくと思います」と説明を行いました（注意の固着を軽減するための病態仮説）。

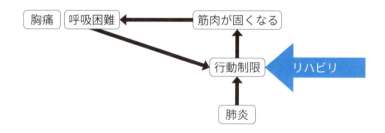

- 患者さんの解釈モデルを元に提示した病態仮説であったため，患者さんも納得し，意欲的にリハビリに取り組むようになりました。
- 病棟看護師，リハビリスタッフには，患者さんが体を動かし，できることが増えてきたときにはしっかり褒めてもらうこと（**コンプリメント：Topics②**）をお願いしました。
- もともとエネルギッシュな方であったため，回復までの道のりがわかればしっかり動くようになり，症状も少しずつよくなり，退院，職場復帰することができました。
- 終診時には「仕事のストレスも症状に影響していたのかもしれませんね」と**心身相関**（**Topics③**）への気づきを思わせる発言がありました。

ご自身の考え（解釈モデル）を強くもっている患者さんでは，医療者の見解と違ったとしても，まずその考えをじっくり聞いてみるのはいかがでしょうか。その考えに添いつつ，医療者側の考えを伝えるように工夫するだけでも，患者さんは今までより気持ちよく意見を聞き入れてくださるかもしれません。

Topics 1

注意の固着

症状に注意が向いてしまい，そのことで頭がいっぱいになってしまう状態のことをいいます。子どものころ，転倒して膝をすりむいて，みんなと楽しく遊んでいるときは全然痛くなかったのに，家に帰るときに膝から血が出ているのを見て急に痛くなったことはないでしょうか。その後，寝るまでずっと膝の痛みのことばかり考えてしまい，膝がずっとジンジン痛んでいたかもしれません。

痛みや呼吸困難といったつらい症状には注意が向きがちであり，過度の注意は症状閾値を下げ，ますます症状が強くなるという悪循環を形成します。病気になったり，高齢になったり，できることが少なくなると症状と向き合う時間がどうしても増えてしまうので，注意固着は起こりやすくなってきます。

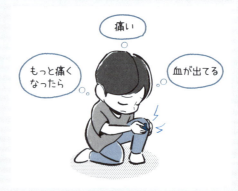

Topics 2

コンプリメント

端的にいえば，褒める，賞賛する，評価する，といった対応になります。医療現場では，患者さん，ご家族，ほかの医療スタッフの望ましい行動を見つけて，コンプリメントを行います。

コンプリメントには表のように，2つの種類があります。人は悪いところを指摘する（叱る）よりも，好ましい行動をコンプリメントするほうが行動変容（この場合は好ましい行動が増える）が起こりやすいといわれています。ただし，やみくもに褒めようとすると，逆に言葉が上すべりしてしまい，かえって関係性が悪化してしまうことがあります。みなさんも気持ちのこもっていないおべっかを言われてもいい気分はしませんよね。

ですので，コンプリメントは，①自分が本当にすごいと思えること，②相手が褒められたときに「確かにがんばったかも」と思えること，に心をこめて行うことがとても大事です。

直接的コンプリメント ※患者の好ましい行動を直接褒める	「えぇー」「おお」「へぇー！」 「すごい」「すばらしいですね」「がんばりましたね」 目を見開く，身を乗り出す
間接的コンプリメント ※質問に回答することで自分の努力や 　好ましい考えを表現できるように促す	「どうやってできたんですか？」 「どうしてやってみようと思ったのですか？」

Topics 3

心身相関

心と身体が相互に関連し，影響し合うことをいいます。例えば，ストレスで頭痛が起こり，逆にその頭痛のつらさで気持ちが落ち込むといったものです。

医療者から見て心身相関があると思っても，患者さん自身が心身相関に気づいているとは限りません。そのため医療者から心身相関について一方的に提示するよりは，患者さんが心身相関に気づけるように対応することが大切です。

例えば，会話のなかで症状に先行するイベントや気持ちの変化について質問をしたり，症状記録用紙をつけてもらって患者さん自身が「あ，もしかしたらストレスが影響しているのかも」と気づいてもらうようにします。

6章 身体症状が表出している患者さん

6章　身体症状が表出している患者さん

わたしは不安なんて感じていない

松田 能宣

症　例	40歳代，女性
病　歴	非小細胞肺がんに対して化学療法を行っていたが，Performance Statusが低下し，積極的な化学療法が行えなくなったころから受診しなくなった。その後，民間療法を数カ月ほど受けていたが，呼吸困難が悪化し再受診した。右胸水貯留を認め，入院して胸水穿刺を行ったが右肺の再膨張は得られず，胸腔ドレナージチューブは留置されていない。酸素を2L/分経鼻カニューレで投与している。血液検査で貧血は認めなかった。入院後呼吸困難発作を繰り返している。
心理社会的背景	小学校のときに両親が離婚，母子家庭で育った。経済的にも心理的にも母に頼ることができなかったため，小さいころから自分のことは自分でして，進路や就職などすべて自分で判断してきた（せざるを得なかった）。現在は，夫と小学校高学年の娘との3人暮らし。娘には進行がんであることは伝えていない。患者が家族の中心となって動いてきたため，入院中，家のことは夫に任せているが全然できていないと患者は感じている。

ある日の状況

ベッド座位でいるときに突然の呼吸困難発作出現，ナースコールがあったため，看護師が訪室。

看護師　「（ナースコールを受けて）どうされました？」

患者　　「はあ，はあ，息がしんどいです。酸素上げてください。」

頻呼吸を認めた。

看護師　「酸素（SpO$_2$）を測ってみますね。98％あります。酸素は増やさなくてもいいと思います。」

患者　　「じゃあ何でこんなにしんどいんだろう。はあ，はあ。」

看護師が背中をさすっていると10分ほどで症状がおさまった。その数時間後に訪室。

医師　「息のしんどさが強かったみたいですね。」

患者　「死んでしまうのかと思いました。胸の水が原因だと思います。抜いてもらえませんか。」

呼吸困難発作時に，動悸，窒息感，気が遠くなるような感じ，死ぬのではないかという恐怖を同時に認め，症状の強さが数分以内にピークに達したことを確認した。

医師　「胸の水を抜いても肺が膨らまないので症状は改善しないと思います。今回の症状はパニック発作による呼吸困難だと思いますので，そちらに効果のある薬を試してみましょう。」

患者　「息苦しさが精神的なものだって言うんですか！　私は不安もないし，そんなはずがありません。そんな薬は飲みません。」

Key Words パニック症／パニック発作，完璧主義

解説

1. 患者さんの呼吸困難は**パニック発作**によるものと考えられました。繰り返す呼吸困難発作，呼吸困難以外の特徴的な症状を複数認め，その症状が数分以内に頂点に達するためです。

2. 医療者は，不安が強く関連した症状が出ているにもかかわらず，不安はないと強く訴える患者さんを，difficult patientと捉えていました。

3. 患者さんは頼りない（と患者さんが思っている）夫と幼い娘を残してこの世を去ることに強い不安を抱いていると考えられました。科学的に効果の証明されていない民間療法に頼っていたのもそのためと考えられました。

4. 幼少期の家庭環境から強い自分でいること，完璧でいること（**完璧主義**：Topics①）を自然と求められたため，がんになった後も不安・恐怖を感じる自分＝弱い自分を認めることはできなかったと考えられます。パニック発作による呼吸困難はそんな患者さんの身体が発したSOSと捉えることもできるかもしれません。

対応

- 医学的にはパニック症/パニック発作による呼吸困難と考えられましたが，患者さんの解釈モデル（精神的な症状ではなく，胸水が呼吸困難の原因という理解）を尊重することにしました．身体的な要因が一部あると判断し，胸水穿刺を行い，胸水排液を行いました．また，呼吸困難に対する薬物療法としてモルヒネを開始しました．
- パニック症/パニック発作という診断に基づく薬物療法については難しいと考えましたが，通常の診察時の会話のなかで家族への思いや患者さんがいなくなった後の心配について，患者さんが話せるよう心がけました．そして，患者さんの許可を得たうえで，夫の両親にも病状説明を行い，特に娘に対するサポートが得られるように働きかけました．

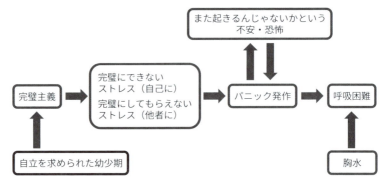

- 病棟カンファレンスでは，上記のような病態仮説を多職種で共有し，呼吸困難発作時にはモルヒネによる薬物療法とともに，症状が治るまで医療者ができる範囲で患者さんのそばに付き添うことを心がけました．
- このような対応を継続していくうちに患者さんは日常生活で困ったとき，症状がつらいときにほかの人に頼ることができるようになっていきました（頼ってもいいんだと思えるようになってきたのだと思います）．
- 夫は決して器用な人ではありませんでしたが，娘のために一生懸命家事をしたり，頻回に病室に面会に来ていました．夫の苦労をねぎらうとともに，医療者から患者さんの夫に対する感謝の気持ちを伝えるようにしました．
- 患者さん自身がいろいろなことを完璧にこなせなくなってきたことで，現状の生き方を継続できないことに直面化をせざるを得なくな

りました。このようななか，ライフレビューを通して，患者さん自身が完璧主義にならざるを得なかった背景に気づくようになりました。
- 夫の（患者さんから見ると完全ではない）対応でも，実は家事などがうまくまわっていることに気づいていかれました。
- 次第にパニック発作と思われる呼吸困難発作の頻度は減り，夫婦で話し合って，娘に患者ががんであること，治ることは難しいことが伝えられました。

精神的な症状を指摘されることに拒絶反応を示す患者さんは，弱い心を持ってはいけないという思いに縛られている可能性があります。一方的に医療者の見解（精神的な症状であること）だけを押し付けるのではなく，患者さんがそれを受け入れられるように，病態提示の工夫をすることも大切です。

Topics 1

完璧主義

親からのメッセージや家庭環境の影響で「自分は完璧でなければならない」，「自分は何でもうまくやらないといけない」，「自分は完璧にできないと価値がない」といった価値観を強くもっている人がいます。もちろん自分を高めたり，社会的成功につながる，というメリットも大きいのですが，それが大きなストレスになることもあります。

一般的に何もかも完璧にうまくいくことは少ないと思うのですが，完璧主義の人にとってはできなかったことが後悔や自己批判につながることがあります。また，自分だけではなくほかの人にも同じ基準を求めてしまう場合には，「何でもっとちゃんとやってくれないの」といったように不満を感じることが多くなってしまうかもしれません。

患者さんと話すなかで，完璧主義にならざるを得なかった背景に気づかれたり，不完全な対応をしても何とかなる体験をされたりすることで完璧主義的な生き方や考え方が変化していく方も経験します。

6章　身体症状が表出している患者さん

病んだ者とされていた子

蓮尾 英明

症　例	7歳，男児
病　歴	白血病に対する化学療法目的で長期入院中であった。がん治療の経過はよく，化学療法の有害事象も比較的少なかった。一方，既往にアトピー性皮膚炎があり，皮膚科による治療や看護師の軟膏ケアなどがされていたが悪化傾向にあった。
心理社会的背景	両親と2人の妹（双子）との5人暮らし。近隣に母方祖母が認知症で一人暮らしをしており，母親が介護している。3カ月前から小学校を休学している。

ある日の診察 ①

訪室するとゲームを枕元に置いて，つらそうな様子で全身を掻きむしっている。

看護師　「また掻いているの？　だめよ。」

患者　　「ごめんなさい。でも大丈夫だから。」

看護師　「大丈夫じゃないでしょう。血が出ちゃっているよ。」

患者　　「大丈夫だから。シーツ汚してごめんなさい。」

看護師　「アトピーは掻くと余計にひどくなっちゃうよ。掻きたくなったら，すぐにナースコールを呼んで。すぐにお薬塗りにくるからね。我慢できたら一緒にゲームしようね。」

患者　　「うん（笑顔）。」

その後，患者さんからのナースコールはなく，同様のことが繰り返された。

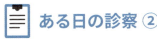# ある日の診察 ②

その後の母親と医療者との面談

母親　「入院前に私が実母の介護先にいたときに，あの子からしんどいと連絡があって，私が何回か駆けつけたことがあるんです。私も下の子供たちの世話もあって余裕がなくて，疲れた顔をしていたんでしょうね。あの子ったら，次第に「ごめんね。大丈夫だから。お母さんこそ大丈夫？」って言うようになったんです。入院中も，笑顔で調子がよさそうだから，私も忙しさにかまけて…，すみません。」

Key Words 家族機能，identified patient

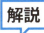

1. 患者さんのアトピー性皮膚炎の経過には心理・社会的因子が密接に関与しており（心身相関，p.141参照），心身症（p.4）としての病態がありました。患者さんはそのつながりには気づいていませんでした。
2. 医療者は，医療者に頼らず我慢することでアトピー性皮膚炎を悪化させている男児（患者さん）を，difficult patient と判断していました。医療者は心身相関に気づいており，掻破行動がストレス対処になっていると考えていました。そこで，掻破行動を回避できるようにナースコールを押すことを勧めたり，回避できたら一緒にゲームをする約束をしたりすることを試みましたが（**オペラント条件づけ療法**：Topics①），うまくいきませんでした。
3. 母親との面談を通じて，男児の「親に頼らない行動」は，利他的行動として家族機能を保つために必要な行動だったとわかりました。このような行動は医療現場でも「医療者を頼らない」という形で再現されていました。これらが医療者には問題行動として，いわゆる"患者"として扱われていることがわかりました（identified patient：Topics②）。

- 母親と相談して，不定期だった母親との面会については，次回の予定を必ず伝えるようにしました。母親は子どもに言葉で愛情を伝えることが苦手と言っていたため，ボディタッチなどのスキンシップを増やし，**アイメッセージ**（Topics③）による声かけ（「ママは会えなくて寂しかったよ」）を指導しました。

- 母親の過労は父親も理解を示しており，父親が家事の分担を増やし，母方祖母の介護サービス体制を強化しました。
- 医療者は，母親に指導した内容を自身たちも意識して実践し，特に訪室時に余裕のない疲れた表情をしないように努めました。
- 男児は，次第に母親に「寂しい」，「会いたい」と甘えて頼るようになりました。また，ナースコールを適切に鳴らすようになり，瘙痒時の看護師による軟膏ケアが適切にされるようになりました。

医療者を頼らずに事態を悪化させる患者さんを，「問題あり」と見做してしまう人も多いかもしれません。ただ，正しく医療者に頼れない（本症例であれば，つらそうなのにアトピー性皮膚炎を自ら悪化させる）患者さんは，必ずその理由があるはずです。先入観を捨てて，患者さんの背景に向き合う必要があります。

Topics 1

オペラント条件づけ療法

行動変容の一環として，不適切な行動を減少させ，適切な行動を強化するための方法です。具体的には，不適切な快（本来避けるべき行動で快を得ていること）となっている行動を回避できた場合に報酬を与えることで，その行動を減少させます。この手法は，行動の結果に基づいて行動を強化または弱化させるという基本的なオペラント条件づけの原理に基づいています。

（例）**搔破行動に対するオペラント条件づけ療法**：搔破行動の回数が減った場合は4週間に1度の通院とし，搔破行動の回数が増えた場合は2週間に1度の通院とする。

Topics 2

identified patient(IP)

心理療法である家族療法の文脈でよく用いられる概念です。日本語訳は「患者とみなされた人」でしょうか。IPの症状や問題行動の多くは，家族機能の不全を反映しています。例えば，子どもが問題行動を起こす場合，背景に夫婦間のコミュニケーション不足があることがあります。問題行動によって夫婦間のコミュニケーションが増えた場合，その行動は維持されます。

一般に，医療者が「問題患者」といいたくなった場合，その治療関係がうまくいっていないと考えてよいでしょう。実際は「問題患者とみなされた人」であることが多く，医療者は何が問題なのか，何が本質なのか，を考える必要があります。
医療者が，がん患者さんをがんのために健康力が低い人(cancer patient)とみなすと，患者さんの自己効力感が落ちることがあります。一方，がんを抱えているだけで健康力が高い人(patient with cancer)とみなすだけで，「病気は医療者に任せ，健康は自分に任せよう」と認識が変わる患者さんもおられます。

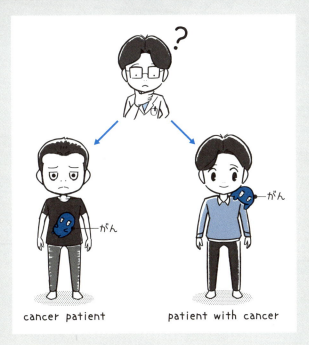

Topics 3

アイメッセージ

言葉で愛情を伝えることや褒めることに抵抗がある方は，一定数いらっしゃいます。その場合，自分（I）を主語にして自分の気持ちを伝えるといった工夫でその抵抗が減ることがあります。「あなたがどう思うかは知らないけど，私（I）が思ったことなんだからね」という気持ちになって少し伝えやすくなるのかもしれません。これらの工夫は，相手が愛情を伝えられたり褒められたりした際に感じる恥ずかしさといった抵抗も減らします。

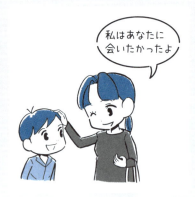

Index

あ

愛着障害 ································ 86, 89
愛着障害児 ·································· 89
アイメッセージ ···················· 147, 150
悪夢 ··· 86
悪夢障害 ···································· 86
新しい生活に取り組む過程 ········· 131
アレキシサイミア ·············· 114, 116
アレキシソミア ······················ 9, 10
イエスセット ························ 50, 53
意識の志向性 ·············· 21, 24, 39
意思決定支援 ···························· 45
意思決定能力 ···························· 69
遺族ケア ································· 130
痛み体験の恐怖−回避モデル ········ 52
一周忌症候群 ·························· 127
医療者の解釈モデル ··················· 23
咽喉頭異常感症 ····················· 93, 96
うつ病 ···································· 133
うつ病やPTSDとの鑑別のポイント ·· 133
援助希求 ································· 114
置き換え ·························· 55, 57, 62
オピオイド ································· 82
オペラント条件づけ療法 ········ 147, 148

か

カーンバーグの構造化面接 ······ 100, 104
解釈モデル ············ 21, 23, 93, 139
回避型愛着パターン ··············· 86, 90
回避行動の促進 ························· 50
回復志向 ································· 131
解離 ······························ 109, 110
解離症状 ································· 109
解離性健忘 ······························ 110
確証バイアス ························ 45, 47

過剰適応 ·························· 10, 114
悲しみに向き合う過程 ··············· 131
仮面性悲嘆症 ·························· 129
からだことば ···················· 9, 76, 77
眼球運動脱感作療法 ··················· 16
患者の解釈モデル ······················ 23
完璧主義 ································· 143
緘黙 ··· 42
偽依存症 ···································· 33
偽依存症とケミカルコーピング ········ 35
記念日反応 ························ 125, 127
機能性胸痛 ························· 22, 25
機能性食道疾患 ·························· 25
機能性ディスペプシア ············· 92, 95
機能性疾患 ································· 25
気持ちのつらさ ····················· 77, 79
虐待歴を積極的に話そうとする患者さん
　の心理状態 ···························· 18
恐怖の汎化 ························· 81, 82
筋筋膜性疼痛 ························ 49, 51
筋筋膜性疼痛の診断基準 ··············· 51
緊張型頭痛 ······························ 134
継続する絆 ························ 126, 129
ゲシュタルト療法のEmpty Chair技法
　······································ 87, 90
ケミカルコーピング ··················· 33
言語化 ······························ 33, 37
行動化 ······························ 33, 36
行動変容 ································· 141
コーピング特性 ···························· 2
孤独感 ····································· 29
子どもの過剰適応 ····················· 117
コンプリメント ···················· 139, 141

151

さ

在宅医療	119, 121
サボタージュ	42
自己肯定感	117
自己受容	40, 43
自死念慮	136
失感情症	114, 116
実存的苦痛	29, 30
失体感症	9, 10
疾病教育	15
疾病利得	40, 43, 139
自閉症スペクトラム症	46
受動的攻撃性	39, 42
受容	43
受容的態度	77
消化管運動機能障害	95
消化管知覚過敏	95
症状閾値	140
食後愁訴症候群	92
自立	29
自律	31
自律性のスピリチュアルペイン	67, 70
心窩部痛症候群	93
神経症圏	104
心身医学	4
心身症	39, 41
心身相関	39, 139, 141, 147
身体化	9, 11, 36
身体症状症	100
身体診察・ケア	77
心理社会的因子	41, 51
心理的利益	35
睡眠衛生指導	87
睡眠覚醒リズム	55
スティグマ	46, 55, 56
ストレスコーピング	4
スプリッティング	103
精神化	36
精神的苦痛	29
精神病圏	104
精神病理	2
遷延性悲嘆症	125, 128, 133
遷延性悲嘆症とうつ病, PTSDの鑑別 ポイント	136
喪失志向	131
想像の再訪問	134, 136
掻破行動	147
そっくり病	133

た

体感同定困難	10
退行	72
探求行動	35
注意の固着	138, 140
中核葛藤概念	14, 17, 100
治療契約	14, 16
鎮静の倫理的妥当性	67, 69
強い悲嘆を呈する家族の特徴	133, 135
つらさの包括的アセスメント	77, 79
定型発達	89
転移	59, 60
疼痛閾値	92
疼痛閾値の低下	50
特性不安	2
トラウマ	12, 109

な

内在化	39, 41
ナラティブ	81, 83
難治性がん疼痛	51

二重過程モデル 128,131,134
認知行動療法 16
脳機能 89
ノセボ効果 97

は

破局的思考 50,52
曝露療法 16
発達特性 2,45,47,50
パニック発作 143
ピグマリオン効果 24
悲嘆 134
悲嘆の重篤化 133
悲嘆反応 127
否認 62
病態仮説 139,144
プラセボ効果 94,97
偏見 46
防衛機制 57,78,100,103,111
ボーダーラインパーソナリティ症 100,102

ま

未熟な防衛機制 109,111
民間療法 44
むずむず脚症候群 84
無力感 52
命日反応 127
免疫療法 45
モルヒネ 80

や

役に立たない援助 128,130

抑うつ状態 42

ら

ライフレビュー 21,24,30
ラベル付け 101
リストカット 102
リソース 63,65
リフレーミング 72,73
両価性 29,62
両価性への対応 64
レストレスレッグス症候群 84
レム睡眠行動障害 84

欧文

Advanced Care Planning 122
borderline personality disorder(BPD) 102
cancer patient 149
DSM-5-TR 96,102
eye movement desensitization and reprocessing(EMDR) 16,19
functional dyspepsia(FD) 95
identified patient(IP) 147,149
masked grief 129
patient with cancer 149
post-traumatic stress disorder(PTSD) 12,18,86,133
Riversらの診断基準 51
Splitting 100,103
Wordenの悲嘆の4段階 125,126,129
yes set 53

153

緩和ケアにおける悩ましい感情のひも解き方
Difficult Patient

2025年3月10日　第1版第1刷発行

- ■ **執　筆**　蓮尾英明　はすお　ひであき

　　　　　　　松岡弘道　まつおか　ひろみち

　　　　　　　松田能宣　まつだ　よしのぶ

- ■ **発行者**　吉田富生

- ■ **発行所**　株式会社メジカルビュー社

　　　　　　〒162-0845 東京都新宿区市谷本村町2-30

　　　　　　電話　03(5228)2050(代表)

　　　　　　ホームページ　https://www.medicalview.co.jp/

　　　　　　営業部　FAX 03(5228)2059

　　　　　　　　　　E-mail　eigyo@medicalview.co.jp

　　　　　　編集部　FAX 03(5228)2062

　　　　　　　　　　E-mail　ed@medicalview.co.jp

- ■ **印刷所**　三報社印刷株式会社

ISBN 978-4-7583-2243-0　C3047

©MEDICAL VIEW, 2025. Printed in Japan

・本書に掲載された著作物の複写・複製・転載・翻訳・データベースへの取り込みおよび送信(送信可能化権を含む)・上映・譲渡に関する許諾権は,(株)メジカルビュー社が保有しています.
・ JCOPY 〈出版者著作権管理機構 委託出版物〉
本書の無断複製は著作権法上での例外を除き禁じられています.複製される場合は,そのつど事前に,出版者著作権管理機構(電話 03-5244-5088, FAX 03-5244-5089, e-mail:info@jcopy.or.jp)の許諾を得てください.

・本書をコピー,スキャン,デジタルデータ化するなどの複製を無許諾で行う行為は,著作権法上での限られた例外(「私的使用のための複製」など)を除き禁じられています.大学,病院,企業などにおいて,研究活動,診察を含み業務上使用する目的で上記の行為を行うことは私的使用には該当せず違法です.また私的使用のためであっても,代行業者等の第三者に依頼して上記の行為を行うことは違法となります.